基础理论论中医

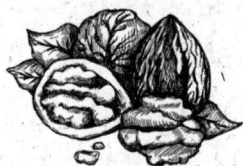

张洪海／著

中国中医药出版社
北京

微中医 第一辑

核桃山中宝，补肾又健脑。

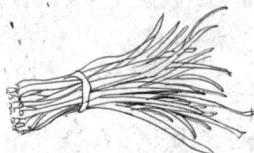

韭根韭叶，散瘀活血。

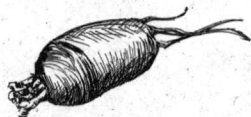

萝卜小人参，常吃有精神。

冬吃萝卜，夏吃姜。

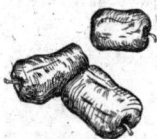

一天吃三枣，终生不显老。

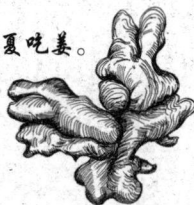

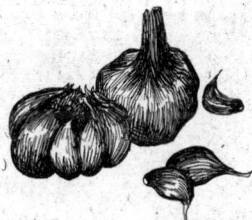

只要三辩蒜，痢疾好一半。

图书在版编目（CIP）数据

微中医.第二辑,基础理论论中医 / 张洪海著 .—北京：中国中医药
出版社，2019.7

ISBN 978 – 7 – 5132 – 5500 – 4

Ⅰ.①微…　Ⅱ.①张…　Ⅲ.①中医学—普及读物　Ⅳ.① R2–49

中国版本图书馆 CIP 数据核字（2019）第 048557 号

中国中医药出版社出版

北京经济技术开发区科创十三街 31 号院二区 8 号楼

邮政编码　100176

传真　010–64405750

河北省武强县画业有限责任公司印刷

各地新华书店经销

开本 880 × 1230　1/32　印张 11.5　字数 248 千字

2019 年 7 月第 1 版　2019 年 7 月第 1 次印刷

书号　ISBN 978 – 7 – 5132 – 5500 – 4

定价　49.00 元

网址　www.cptcm.com

社 长 热 线　010–64405720

购 书 热 线　010–89535836

维 权 打 假　010–64405753

微信服务号　zgzyycbs

微商城网址　https://kdt.im/LIdUGr

官 方 微 博　http://e.weibo.com/cptcm

天猫旗舰店网址　https://zgzyycbs.tmall.com

如有印装质量问题请与本社出版部联系（010–64405510）

谭 序

中医药伴随着中华五千年文明，本应深入国人骨髓，浸润到我们生活的各个角落。但是近现代以来，西风东渐，中医与我们渐行渐远，变主为客，在人们眼中成了另类。几十年来，不少仁人志士致力于振兴中医，虽一直在努力，但收效甚微。

当前中医面世有三：一曰中医科学研究，司空见惯的一个中药方子，灌到狗肚子里，得出一串实验数据，发表一篇洋码论文；二曰中医经典研究，言必古文，出必有处，整天之乎者也；三曰民间中医，守一秘方，一理不讲，玄之又玄。要知道中医的对象是众生，要让群众信中医，用中医，首先要使之懂中医，这里的懂是听懂。要让大家听懂中医，说起来容易，做起来却是难上加难。既要有深厚的中医理论，又要有扎实的临床基础，更需要足接地气，口吐白话。纵观当前中医临床与科普结合能如此者，凤毛麟角而已。

我院张洪海先生1982年毕业于山东省中医药学校，从医近35年，潜心临床，涉猎广泛，深受患者信赖。三年前他开始用微信的形式，通俗易懂地向群众介绍中医知识，令人耳目一新，交口称赞。开始我以为他不过是写写几篇，尝尝新奇而已，没想到他一日一篇，每晚必发，风雨无阻。不但无日久江郎之迹，反而愈写愈涌，内容引经据典又贴近现实，文采飞扬却又满口"俗话"，雅俗共赏。洪海先生在微信上用"微中医"的题目写中医，历时三年，成文近八百余篇。蒙中国中医药出版社垂青，今暂结集出版前三辑，将飨及更多群众。我们祝愿洪海先生的《微中医》见微知著，清泉长流。也期待洪海先生《微中医》第四辑、第五辑早日面世。

是以为序。

全国基层名老中医药专家
山东临朐县中医院院长

2017 年 12 月 28 日

前 言

感谢这个网络时代！我们可以在网络上发表自己的各种想法。自 2013 年开始，我试着在腾讯博客上写了点中医的东西，只是如往大海里扔了一块小石头，又像是一个庞大的交响乐团里的一只微弱的口琴，没多大动静，算是练了练手吧。

2014 年下半年的某一天，我在微信上看到一篇介绍当地野生草药的文章，猛然想到，我们这里也遍地是中药啊，于是萌生了在微信中写点东西的想法。几经思考，最后想到了写这个《微中医》，把自己每天的一些想法拿出来和大家共享，获取朋友们的批评和建议，以提高自己。

所以，《微中医》的"微"，首先是"微信"里的"微"；然后，也还有点微小、微渺的意思；最后是"微妙、精微"，因为中医的博大精深，从生活中去感悟，也有些微妙、精微吧。

说到中医，国人众口一词，皆曰"博大精深"。固然，"博大精深"是一定的，但中医又实实在在地渗透到我们每一个人的生活。日升月落是生活，春夏秋冬是生活；一日三餐是生活，夜宿一眠也是生活；婴儿出生是生活，老人故去也是生活……《微中医》就是想让中医回归到我们身边这些触手可摸的生活，让大家在生活中去体验中医，感受中医，运用中医。中医不是只有那些学士、硕士、博士们才懂的，其实我们大家都懂。

这是《微中医》第二辑，《基础理论论中医》。写了一年，没想到竟然得到大家这么多的关注和鼓励。新的一年怎么写？写什么？几经考虑，我找来一本大学教材《中医基础理论》，从头开始，用《微中医》的语言，写到了最后。这样做的目的，是想让大家对中医的理论体系有个系统的把握和理解，让大家知道我们中医是如何给人看病的。依然期待大家的批评和建议。

　　最后，衷心感谢中国中医药出版社林社长、农老师、朱老师的鼎力帮助！感谢我们医院院长、全国基层名中医、山东省名中医谭波先生百忙中为本书作序。

张洪海

2017 年 12 月 26 日

目 录

微中医 226

新年设想

《微中医》一岁，计225篇，内容较为广泛，时、理、药、方、病，都有涉及。初始写这个东西的动机，是以大家身边的常见草药为主，结果越写越广，弄成今天这个局面。

根据每次发文后大家的反应，我感觉，一些有效的、实用性强的验方、偏方类较受欢迎，一些理论性的东西容易受冷落。

但是，中医是一整套严谨的从理论到实践的文化体系，绝不仅仅是几个偏方、验方。所以，今年我的设想是，沿着中医基础理论的脉络，尽我最大的努力，用尽可能通俗的语言，把中医的基础理论讨论一遍。其实，在前面的许多篇中，已经说过一些，如舌象、脉象，六气、六淫，辨证论治等，今年只是想系统些，全面些，使大家对中医的整体理论体系有个全面完整的把握。

我并不是想让大家都成为能开方治病的中医，我没这个能力，《微中医》也没有这个能力，我只是想大家多从生活中去体悟中医，感觉中医，用中医的思维去指导自己的生活及日常卫生保健。

前面我曾说到清朝名医叶天士用秋后的梧桐叶催生的故事，如果各位朋友能够充分理解这个故事中的道理，那么，一位中医大家就在你的身边，那就是你自己，你可以随时随地从春生、夏长、秋收、冬藏中去把握中医，从自己身边的日常饮食、起居中去感知中医，不知不觉中用中医的理论指导自己的卫生保

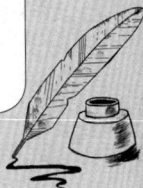

健，你就会随时发现身边的偏方验方，也就成了中医大家。

当然，随着季节不同而发生的流行病，以及在门诊中遇到的一些共同性的东西，还是会穿插文中的。不知大家以为然否？

2016 年 1 月 1 日 21∶02∶14

微中医 *227*

阴阳（一）

　　说到阴阳，大家可能会想到算命先生，戴个圆的墨镜，摇头晃脑，之乎者也，满嘴胡话。

　　我们中医可不是这个形象啊，洁白的白大褂，温文尔雅的，呵呵。阴阳学说，不仅是全部中医理论体系中最重要、最基础的纲领性理论，同时也是我们东方传统文化中最重要、最基础的纲领性理论。

　　对于我们东方传统文化的起源，有许多的观点，圣人传世啊，史前文化啊，劳动人民的发现归纳创造啊，等等。有时候，仰望浩渺的太空，让思绪穿越几万年几十万年，甚至几百万年，回到我们的先人住石洞，衣毛皮，茹毛饮血的时代，想象他们在那样的生活条件下，是如何发现、总结出象《尚书》《周易》《黄帝内经》等这样体系浩繁、理论严谨的文化的？不解，真的是不解。

　　劳动人民发现、归纳、总结的说法还是比较实际的，但也应该是劳动人民中很聪明的那几个。这些聪明的劳动人民，每年观察暑往寒来、日升月落、草木枯荣，日复一日，年复一年，心有所悟，几代、几十代、几百代人，不断发现、归纳、总结，口口相传，不断完善补充，最终，到距今五六千年的殷商前后，才形成了这个东方文化的完整体系。

　　这个理论体系的主要基础，就是阴阳。那些聪明的先民，在吃饱了之后，嘴里含着一根草棒，眯着眼，望着东方的旭日

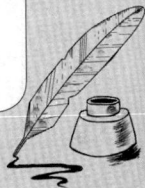

（或者是西方的落日和满天的星斗），他们发现，是太阳的升起落下，带来了温暖和寒冷，是温暖和寒冷带来了植物的生长和枯萎。

于是，有了最初的阴阳——太阳和大地。

2016 年 1 月 3 日 21：28：30

微中医 *228*

阴阳（二）

那些聪明的先民在长期的生产生活实践中，发现了太阳的升落带来了每天大地的温暖和寒冷，也带来了一年四季的季节交替。他们"呸"的一口吐出嘴里的草棒，站起身来，在东方冉冉升起的太阳面前，匍匐在地，顶礼膜拜，只有这光辉的太阳，才给大地带来了光明和温暖，只有这光明和温暖，才有了大地上这万千的生机。

太阳和大地，是最初的阴阳，也是最大的阴阳。我们可以设想，如果没有太阳，我们这个地球会是如何的黑暗，如何的死寂，如何的寒冷！

反过来，太阳同样照耀着土星、木星、水星等，但是，这些地方也没有这千姿百态的生命。我们聪明的先民们膜拜太阳，也对脚下的大地同样膜拜。没有太阳，就没有大地的万千生命；没有大地，太阳也只是一个火炉子，把能烤干的都烤干了。

我们聪明的先民们，知道了这个最初的阴阳，知道了这个最大的阴阳：阳，是温暖，是光明，是转动……；阴，是寒冷，是黑暗，是静止……

这就是阴阳的基本概念。从太阳和大地开始，凡是温暖的、光明的、运动的、向上的、积极的……都是阳；凡是寒冷的、静止的、向下的、消极的……都是阴。

聪明的先民发现了这个道理，信心满满的，大踏着步，带领着他们的子民，迎着太阳，脚踩着坚实的大地，向着未来

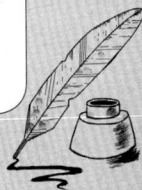

走去。

　也正是这个最基础最大的阴阳，使聪明的先民们在几万年的生产生活实践中，创造了光辉灿烂的、具有无限生命力的东方文化。

2016 年 1 月 4 日 21：25：48

微中医 *229*

阴阳（三）

聪明的先民在一处向阳的山坡前斜躺着，嘴里又含了一根草棒。不远处，一条河流蜿蜒向东流去，身后是高低起伏、绵延不绝的群山。他手搭着眼罩，向远处望去。许久，他收回目光，眼睛落在了眼前的他的女人和孩子身上，女人和孩子都围在一堆篝火旁边，孩子在取暖玩耍，女人在翻烤着一只兔子。

先民很满意自己的日子。感谢那神圣的太阳，感谢那广阔的土地，太阳给了大地温暖，大地给了生命食物。太阳是温暖的，他看到了篝火，火也是温暖的；他看到了不远处的河流，河流里的水是寒凉的；他又看看自己的女人，看看自己，自己是强壮有力的，女人是柔弱绵软的……

他联想到了他看到的世界的万事万物。他明白，世界上的万事万物，都是一个阴阳。而这一个阴阳中，又包含了无数的阴阳。水和火，寒和热，男人和女人，上和下，高和矮，生长和枯萎，夏天和冬天，白天和夜晚……

就是这无数的阴阳，在时刻不停地运动、转化着，在运动转化中，大地有了春夏秋冬，生命有了生老病死。

嘴里的草棒不知什么时候嚼细咽下去了，他站起来，拍了拍身上的草屑，闻到了烤兔子的香味，于是，他向山洞走去。女人顺从地把烤好的兔子递给他，他撕下一根腿，把其余的给了孩子们。

"天地者，万物之上下也；阴阳者，血气之男女也；左右

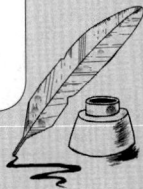

者，阴阳之道路也；水火者，阴阳之征兆也；阴阳者，万物之能始也。"(《黄帝内经·阴阳应象大论》)

先民吃了一口兔子肉，嘴里嘟嘟囔囔地说了几句话，女人莫名其妙地点点头，满眼都是钦佩的目光……

2016 年 1 月 5 日 21：47：22

微中医 *230*

小寒

今日小寒，太阳黄经 285°，二九第七天。

顾名思义，小寒，寒之小者也，一月月初寒轻，至二月中下旬，农历交腊月，大寒节至，寒气重矣。

寒气与温热，一阴一阳。寒气重，是阳气衰，阳气何以衰？太阳远去故也，太阳远去，阴气乘虚而入，故寒气盛也。

深冬之际，水冰地坼，草木凋零，万物闭塞。我们的身体阳气内藏，肌肤固密，以防严寒伤人机体。

此其时也，食宜温润，温可温阳，温可御寒；润则养血，润则滋阴。居宜温暖，慎避风寒，早卧晚起，必待日光。

小寒大寒，冷成一团；一九二九不出手。真正的寒冷日子来了，不过，还是那句老话：冬天来了，春天还远吗？况且，小寒后是大寒，大寒后就立春了。

2016 年 1 月 6 日 21∶01

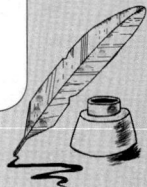

微中医 *231*

阴阳（四）

　　关于阴阳，开篇三节，用这么一种形式说了阴阳的起源。不知各位看了有何感想？是不是对阴阳的起源有了一种初步的认识？是不是也伴随着我们的先人去远古时代漫步过？如果您去过，如果您也和聪明的先人们交流过，那我的目的就达到了，我们再往下讨论阴阳，就轻松许多。

　　阴阳就是这么一种东西，它把世界上的一切都包容在一起，任何事物都不离阴阳，大到太阳、地球（再大了不说吧？太阳系、银河系、宇宙，我们的先人们对天上的星星有严谨细密的理论体系，但从理解阴阳的角度看，从生命的角度看，太阳和大地就够大了），小到我们身边的任何事情。现代物理学把物质从分子、原子、原子核、电子、强子、质子、中子到夸克，认识得够细的了，但是，到了夸克，就认为是"基本粒子"了，但是，我们上面那位聪明的先人，在嘟囔了那几句话之后，接着又迎着女人崇拜、迷离的目光，继续说："阴阳者，数之可十，推之可百，数之可千，推之可万，万之大，不可胜数，然其要一也。"（《黄帝内经·阴阳离合论》）

　　这句话的意思比现代物理学高明多了，你看啊，阴阳，数之可十，可百，可千，可万，直至不可胜数，是可以无限分下去的，这个认识，不比夸克还细微吗？古人还有一个比喻，说："一尺之槌，日取其半，万世不竭。"这也是物质的无限可分性。

　　虽然物质是无限可分的，阴中有阳，阳中有阴，可以无限认知下去，但是，"其要一也"，回过来，万物不离一个阴阳。

2016 年 1 月 7 日 21：39：09

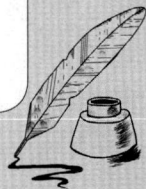

微中医 *232*

阴阳（五）

我们的祖先，那些聪明的先人们，经过几万年的探索认识，到商周或稍早些时候，终于形成了完整的阴阳理论体系。这个理论体系，从对世界的整体把握，到对每一个具体事物的细致区分，从日月星辰到花草鱼鸟，从春夏秋冬到每一个生命的生长衰老，都给出了准确完美的解释。

在这个理论体系中，阴阳的基本内容有：阴阳的概念、阴阳的对立制约、阴阳的互根互用、阴阳的消长平衡、阴阳的相互转化。

先说基本概念。一般而言，对阴阳的基本概念是这样定义的：阴阳，是对自然界相互关联的事物和现象对立双方的概括。在这个概念中，关键词是关联，对立。

关联，是指阴阳的双方必须是相互关联的，有密切关系的。太阳和大地，虽然有很大的空间距离，但因为有了太阳的温暖才有了大地的生命，有了大地的生命太阳才有了价值，所以，太阳和大地是相互关联的。水和火，男和女，大和小，等等，都是因为关联，才是一对对的阴阳。

对立，指阴阳必须是性质不同甚至相反的。正是因为这种相反，才形成对立，而又因为关联，才产生对立。例如水和火，水只有和火关联才对立，如果水和冰关联，那就是另一种阴阳了。再如大和小，大的只有和小的对立，才产生比较，才形成关联。

　　阴阳的这种关联和对立，既可以是两个不同的事物，也可以是一个事物的不同方面。比如一个男人，和女人关联，男为阳，女为阴；如果只有男人自己，则内部又有许多阴阳关系，如背为阳，腹为阴；上部为阳，下部为阴；肌表为阳，内脏为阴，等等。再如，春夏为阳，秋冬为阴，这是春夏与秋冬相关联，如果春与夏相关联，那么就是春为阴，夏为阳。如果再进一步细分，春初天气乍暖还寒，属阴；春末，气温渐高，则属阳了。

2016 年 1 月 8 日 21：38：49

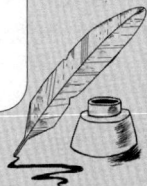

微中医 *233*

阴阳（六）

先讲讲阴阳的对立制约。

构成阴阳关系的两个事物或者是事物的两个方面，必须是相互对立的，而不是相同或者相似的。只有对立，才有阴阳。比如男和女，大和小，冷和热，等等，所有的阴阳都必须是这样对立的。这种对立，含义是极为深刻的，正是这种对立，才产生事物发生、发展、变化的内在动力。也只有这种对立，才使事物的发展呈现规律的螺旋式的上升。

其实，这种对立，即产生制约。制约，是阴阳双方对对方的制约，使对方在一定范围内发展变化，而不是无止境地发展变化。

地球绕太阳旋转的轨迹呈椭圆形，正是这个椭圆的轨迹，才使太阳离地球的距离有远有近，才产生了地球上的春夏秋冬。这就是太阳和地球间的对立和制约。对立是指太阳散发热量，地球吸收热量；制约是指热量的散发有轻有重，有急有缓，正因为这个轻重不同，缓急相间，才有地球的春夏秋冬，才有地球上万万千千色彩斑斓的生命。设想一下，如果地球公转的轨迹呈一个正圆，太阳的热量每时每刻均匀地投向地球，那么，这个地球要么是一个恒温的火热的星球，要么是一个冷球。无论是热球还是冷球，都是不适宜生命存在的。比如月亮、土星、木星等。

这就是对立和制约的重要作用。至于太阳和地球为什么会有这种椭圆的轨迹，而不是一个正圆，为什么会有这种对立制约，坦率地说，那是一种神奇的力量，就连爱因斯坦好像也没弄明白，也许不会有人弄明白。

再如，春夏和秋冬，冷和热是对立的，也是互相制约的。如果只有春夏没有秋冬，何来生命的生长壮老已？南方常年温热，但也是有旱季雨季的。

男和女的对立是显而易见的，制约也是显而易见的，男以雄健制约女，女以阴柔制约男。一个家庭，一对夫妻，如果是这样的对立制约，必然是和谐幸福的，反之，则有些不太妙了。

我们的大自然就是这样奇妙——妙不可言。

2016 年 1 月 10 日 20：50：55

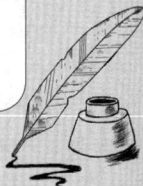

微中医 *234*

阴阳（七）

再说说阴阳的互根互用。

俗语说"老汉不离老婆，秤杆不离秤砣"。这男和女，秤杆和秤砣，果然是不论谁离开了对方，就完全不一样了。想一想，这个世界上如果只有男人，会是什么样子？秤杆没有了秤砣，也不过是一根木棍罢了。

这就是阴阳的互根互用。阴和阳既对立，又必须互相依赖，任何一方都不可能离开另一方而单独存在，一方的存在必须以对方的存在为条件。有热的存在而让人知道什么是冷，因小的存在而让人知道什么是大，因低的存在而让人知道什么是高……

水和火，为阴阳之征兆，但水可以离开火而单独存在，火也可以离开水而单独存在，这么看，好像阴阳的互根互用是有局限性的。其实不然！水没有火的存在可以单独存在，如长江、黄河、大海，火也可以离开水而单独存在，如篝火、炉火、火机火，但是，这时的水火没有和对方形成阴阳关系，也就是没有对立关系，所以可以单独存在，这种单独存在是和对方相对而言的，它又会和其他的对立产生阴阳关系，没有阴阳关系的事物是绝对不存在的。

如果一旦和对方发生关联，形成对立，火没有水，则不见其温热，不见其跳跃；水没有火，则不见其寒冷，不见其安静。所以，依然是"老汉不离老婆，秤杆不离秤砣"，依然是互根互用。

2016 年 1 月 11 日 20：32：11

微中医 235

阴阳（八）

还得说说阴阳的消长平衡。

消是消减，长是增长。阴阳的对立制约，互根互用，不是静止不变的，而是时刻处在此消彼长的运动中。

马克思主义哲学的运动观说，运动是绝对的，静止是相对的。阴阳学说也这么认为。

一张新桌子，油漆得锃光瓦亮，结实牢固，使用几年十几年，没有变化，还是那张锃光瓦亮、结实牢固的桌子，但如果使用几十年，慢慢地就会变朽腐了，没有那么结实牢固了。这个变化从这张桌子做好的那一天起，就开始发生了。木材在微生物、空气中的水汽、温度等因素的作用下，一刻不停地在发生着变化，直至变成一堆朽木。这就是运动的绝对性。

阴阳的对立制约和互根互用，也是这样处在绝对的运动中。只有这种绝对的运动，才是事物发展变化的唯一内在动力，才是地球上万千生命发生发展的唯一内在动力。

我们拿一年四季的变化说明之。

经过一个冰雪覆盖的严酷寒冬，春天来了。在冬天，太阳离地球远，照射到地球的热量低，也就是阳气弱，阳气弱了，阴气就盛，因此冬天寒冷。到了春天，太阳离地球越来越近，阳气越来越盛，而阴气自然就减弱了，天气开始变得温暖。至夏天，温度越来越高，阴气越来越弱，这是阳长阴消的过程；夏季过去，秋天来临，太阳离地球又渐行渐远，阳气开始消减，

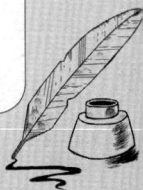

阴气开始加重，又一个冬天来临了，这是一个阴长阳消的过程。

消长是变化，平衡是稳定。如果只有消长，世界会走到末日；如果只有平衡，世界也会死亡。只有在消长中维持平衡，才是这花花世界的生命根源。

夫妻之道，也是时有消长的。男性雄健，女性温柔，但也不是绝对的，男性有温柔的一面，女性也有刚强的一面，阴阳也是时刻处在消长中，如果没有消长，这个家会死气沉沉；如果不搞平衡，只有消长，走了极端，那就只能"互相拜拜"了，这个，结过婚的都懂。

2016 年 1 月 12 日 20：47：19

微中医 *236*

阴阳（九）

最后说说阴阳的相互转化。

顺着阴阳的基本内容一路说来，我发现自己给自己下了个套，设下了个陷阱，就是这个阴阳的转化。我多次以水火、夫妻做代表解释阴阳的对立、互根、消长，都顺利讲下来了，可是到了阴阳的转化该如何讲呢？总不能说，在一定的条件下，水可以转化为火，男可以转化为女吧？

但是，阴阳的相互转化是确定无疑的，我该如何解开这个套，避开这个陷阱呢？

刚才我在路上边走边思索，走到一个路口，因为低头想事，没注意看车，猛地一声车喇叭，惊醒了梦中人。我想，如果，假设，也许，那个车没及时刹住，"咣当"一声撞断我一条腿或者什么地方，我就要住院了，住了院，家里的一切都需要老婆去办理，本来我是"外头"，主外，所以是阳，老婆是"家里"，主内，所以是阴。现在，因为这个车祸，我这个外头卧床不起，啥也做不了，成了阴，老婆家里家外一把抓，成了阳。这不就是转化了吗？虽然我外形还是男，但功能上，就转化为女性，属阴了。

哈哈，只是假设啊，我不会为了写好这篇微中医，故意去找车祸的。但这个假设，说明了阴阳对立的双方，在一定的条件下，是可以向相反的方向转化的。

那么，水火呢？这样想吧，水是可以加温的，到一定的温

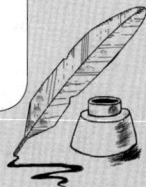

度（条件），温水转化为开水，相对于冷水，就是阳了；而当柴尽火灭，火也就从阳化为阴了。

阴阳的消长是转化的前提，是一个量变过程，而转化则是一个质变过程，正所谓"物极必反"。

阴阳的转化必须具备一定的条件。春夏秋冬的转变是地球公转的轨迹决定的，水火男女的转变是外部作用的促进改变的。但是，外部因素只是个条件，内在的因素才是转变的根本。鸡蛋能孵化出小鸡，但石头是无论如何也孵不出小鸡的。任何阴阳转变都必须是内因和外因的结合。

在我们的生命活动中，新陈代谢就是清晰而肯定的阴阳转变。早晨起来，肚子空空，吃了早餐，有了阴（物质），在身体内部各种脏气功能的作用下，转化为阳（功能），我们才有充足的力气去工作。至中午，阴尽阳虚，忙活了一上午，肚子饿了，又需要吃饭，吃完后又有力气了。

2016 年 1 月 14 日 20：21：40

微中医 **237**

阴阳（十）

好了，说了这么多的阴阳，关于阴阳的基本东西就是上面这些了，我们来回顾一下。

首先，阴阳是我们这个大千世界的一个总的概括，大到太阳、地球，小到一夫一妻，一草一木，一呼一吸，都在阴阳的范围中。在我们生活中，处处阴阳，时时阴阳，事事阴阳。阴阳是化生这个世界的根源，所有的发生发展、变化消亡，都是阴阳相互作用的结果。

阴阳的相互作用，即相互对立制约、互根互用、消长平衡、相互转化。对立制约是特性，没有对立不成阴阳，没有制约不生阴阳；互根互用是本质，阴阳的任何一方离不开另一方，离开了另一方便不是阴阳；消长平衡是手段，在不断地消长中达到新的平衡，是事物发生发展变化的手段；相互转化是目的，在消长中化生新事物，量的变化产生质的变化，只有这种变化，才是这个宇宙、我们的地球、我们的生命生生不息的根源。

把握了阴阳的这些基本理论，对于下一步理解阴阳在中医理论中的应用，是必需的。全部中医理论、中医实践，都在阴阳的这些基本内容中，所以，当我们熟练理解了阴阳的这些理论，再学习中医知识，就易如反掌了。古语常说"秀才学医，笼里抓鸡"。过去的秀才，从读私塾开始，学的就不外四书五经，四书五经里处处是阴阳，所以，秀才学医很容易，就好像是从笼子里抓一只鸡那么简单。

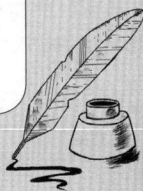

此时此刻，太阳早已下山，夜幕四合，又值隆冬，阴重而阳衰，我敲出上面这些文字，体内阳气已不足，神困肢倦，昏昏欲睡了。阳既不足，不可勉力强支，且顺从之，拜拜……

2016 年 1 月 15 日 21：40：02

微中医 *238*

阴阳中医（一）——人体的组织结构

用这么个小题目，讨论阴阳学说在中医理论中的应用，感觉不错，因为阴阳学说贯穿了中医理论和临床的全部，如同上面说的一样，我们的生活中无处不阴阳，无时不阴阳，中医是我们生活中的一种实践医学，所以，阴阳也在中医理论和临床中无处不在，无时不在的了。

人体的组织结构，现代医学的人体解剖学是非常细致的了，从系统到器官，到组织，到细胞，实事求是地说，从解剖学的角度看，中医理论是远远不如现代医学。在《黄帝内经》中，有关于人体的组织、器官的论述，但都比较粗疏，历代医家也有重视解剖的，但记录不细致不完整，直到清代有位叫王清任的医生，不顾大家的反对，到坟场以及刑场去现场解剖人的尸体，才对人体的解剖学结构有了些细致的记录。

但是，中医学对人体的组织结构重在整体观念，重在人体阴阳属性的相对性。

一般来说，我们身体的阴阳属性是一致的，就如同阴阳属性的一般概念，如上部为阳，下部为阴；外部为阳，内里为阴；背为阳，腹为阴；五脏为阳，六腑为阴；五脏中心肺在上为阳，肝脾肾在下为阴。就是这样，即以整体观念为轴，以阴阳的相对性为面，在论述人体的组织结构上，把我们人体放在大自然中，随大自然的阴阳变化而变化，而又可以细致到无穷无尽。

2016 年 1 月 18 日 21：43：50

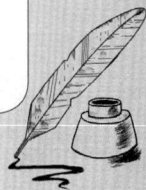

微中医 *239*

寒流，寒流！流感，流感

不得不放下阴阳的讨论，再回来讨论这次流感，因为这次流感来势汹汹，大有沿门阖户，绝不落人之势。

明天大寒，冬至已过去一个月，身体的阳气已经开始宣发，遇到寒邪的侵袭，正邪交争剧烈，所以，这次感冒大多是初起受寒，继而迅速化热，若体质稍差，抗病力弱，则邪热入里，出现鼻塞、咽干咽痛、头痛、胸闷、咳嗽、痰多色黄等肺胃热盛的病证。

治疗感冒，最好的药物有两种，并且必须同时联合用药才会显出它的强大作用！

这两种药物易得、方便，不需花钱，只是需要你严格遵守医嘱，按时定量、足量应用！

好了，渲染足了，告诉你是什么药：一是白开水，足量的白开水！二是充分的休息，完全的休息！一旦有感冒症状出现，立即放下手头的工作，学生放下书包，躺下，睡觉，喝水，喝水，睡觉。一般 2 ～ 3 天，感冒就去无踪了。

我们的厨中十全翡翠汤，更胜于白开水！如果身体还有怕冷，发热，无汗，则一定热喝，喝到出汗。

如果厨中十全找不全，仅仅靠一味大蒜，无论是预防，还是治疗，都有极好的作用，大蒜虽是热性，但热而不燥，能助正气，发散邪气，可生食，可煮水，可退热，可化痰，可止咳。

必要的时候，加服中药：荆芥 10 克，金银花 20 克，牡丹皮 12 克，黄芩 20 ～ 30 克，桔梗 10 克，杏仁 10 克，桑白皮 12 克，甘草 10 克。发热加柴胡 20 ～ 30 克，生石膏 60 ～ 120 克。咳嗽加紫菀、款冬花、白前。

感冒期间，身体肌表处于开放状态，邪气最易进入，所以，许多人重复感冒，都是在感冒期间养护不当，尤其小儿，不知自我调摄，极易感冒中再感冒。

寒冷还将持续数日，诸君请善自珍重之！

2016 年 1 月 19 日 21∶48∶34

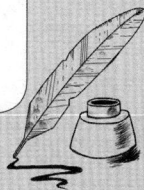

微中医 *240*

大寒

今天大寒，二十四节气的最后一天，太阳黄经 300°。也就是说，这个节气过后，新的一年开始了。

今天中午的新闻说，新的寒流已经在北方形成，开始南下。微信圈里的朋友已经有提醒，明天，后天，大后天，将是今冬最冷的时候。

大自然这样安排了，谁有能力去左右？顺从吧，只有顺从。

但是，并不是只有被动的顺从。在这个时候，我们也有能做的，注意饮食的调摄，以温润为主，枸杞子、大枣、羊肉，都是可以的，但是，上面说过，阳气在此时升发，所以饮食还不能过于温燥，以防助热生火。

如果这些日子已经感冒了，最好还是减少外出，避免重复感冒。已经有许多朋友发生这种情况了。如果没有感冒，这几天还是忍耐些吧，不要去触犯大自然。

最后，还是强调我们的厨中十全翡翠汤，许多实践证明，这是个不错的方子，在寒流来袭的时候，每天家中必备这个翡翠汤，是预防感冒的有效措施。

任何时候，阴阳的交争都是这样的，没有谁甘愿退出历史的舞台。这是阴寒的垂死挣扎。也没有谁能够抗拒大自然。大寒过后，就是立春。

2016 年 1 月 20 日 22：24：02

微中医 *241*

阴阳中医（二）人的生理功能

　　这两天有几位看《微中医》的朋友向我询问，多数对阴阳这个东西还是不易理解，有的看不下去，但也有的看得有些趣味。我没法子啊，请大家谅解，看不下去的朋友忍耐几天呗，暂时先看点别的；能看下去的请坚持，数千阅读者中，能有小部分看进去，有些收获，就足以令我十分高兴了。

　　人体的生理功能是个极为复杂的生命活动，从出生到衰老死亡，全身五脏六腑、四肢百骸、五官九窍、气血津液，都是阴阳的互根互生，相互转化的过程。

　　我们这具血肉之躯，是物质，属阴；这具血肉之躯能够产生的各种功能，属阳。从先天父母之精阴阳和合，产生新的生命，直到这个新的生命在母血的滋养中，逐渐长大，至期出生，又在母乳和各种饮食的喂养中长大成人，然后，具备了各种生理活动。

　　"人是铁，饭是钢，一顿不吃饿得慌。"这是一句最能体现人体阴阳关系的大实话，各位仔细想想，其间有什么阴阳的互根互生消长转化？

　　大寒已过，立春就在眼前，明天将迎来一场强大的寒流，据天气预报,24日气温会到零下18°。我们想想，每到季节交替，总是这样一冷一热，这就是阴阳的交争，阴阳的对立。冬至后阳气升发，阴气抗拒，现在阴气还盛，所以，一场大寒流形成了。不过春天已经不远了，朋友们宜善自摄护之。

2016 年 1 月 21 日 21：34：40

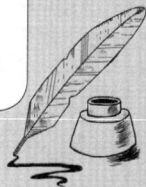

微中医 *242*

阴阳中医（三）病理变化

阴阳这对老夫妻，和睦的，夫唱妇随，阴阳对立而又依赖，消长而又平衡，他们组建的是一个可能不富裕但一定温馨的家庭。如果夫妻不和，各唱各的调，各走各的道，对立而不依赖，但又离不开，消长不平衡，那么这个家庭必然是硝烟四起，危机四伏。

在我们的身体健康的时候，阴阳平和而生机勃勃；生病的时候，虽然病象万端，但总的可以用一句话来概括，就是阴阳失调。

阴阳失调，就是这对老夫妻不和睦了，夫唱妇不随，甚至唱反调。虽是清官难断家务事，但一般不和睦的家庭，不外这么几种情况：

阴阳偏胜：不论是老汉过于刚强，还是老婆过于悍烈，都可以导致另一方的不足，或是虚弱，在中医叫"阳盛则热，阴盛则寒"。

阴阳偏衰：或是老汉惧内，或是老婆怯弱，虚衰的一方可以使另一方过于强盛，在中医叫"阳虚则寒，阴虚则热"。

阴阳转化：前面打了一个比喻，虽然老汉变不成老婆，老婆也变不成老汉，但在一些特定的因素作用下，老汉和老婆的功能是可以互换的，在中医叫"重阳必阴，重阴必阳"。

家庭矛盾多缘于夫妻不和，疾病都缘于阴阳失调。所以说"家和万事兴，身强阴阳顺"啊。

2016 年 1 月 22 日 21：21：51

微中医 *243*

阴阳中医（四）疾病诊断

　　既然一个家庭的不和睦都是因为阴阳这老两口子的失调，那么，所有的失调状态也不外阴和阳两个方面。或是第三者插足，或是一方有病，或是家庭经济拮据，俩人不能携手并肩，克服困难，而是互相指责，互相埋怨，结果这个家庭的暂时困难就变成了长期困难，甚至导致了阴阳离决——家庭破裂。

　　家庭是这样，疾病也是这样。古人总结了临床上千变万化的各种病证，总括起来，不外阴阳、表里、寒热、虚实这八类，称为八纲。而八纲中，表、热、实属阳，都是阳证；里、虚、寒属阴，都是阴证。这样，临床上错综复杂、千变万化的各种病证就这样划归两大类，阴证和阳证。

　　有了这个总的分类，我们对于各种疾病的认识和把握就容易得多了，所谓"纲举目张"，抓住了阴阳这两个总纲，什么疾病都在这个纲领之下，再详细区分，对于各种疾病的诊断就清晰明了了。

　　比如胃疼，病人的疼痛在胃口，不敢按压，按压疼痛加重，这就是个实证，然后，喜冷食，大便干，舌苔黄厚，脉弦滑有力，这是个热证，综合起来，就是个胃实热证。

　　看看，都说中医难学，抓住了阴阳，何难之有？古人云："善诊者，察色按脉，先别阴阳。""凡诊病施治，必须先审阴阳，乃为医道之纲领，阴阳无谬，治焉有差？医道虽繁，而可

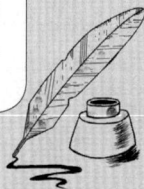

以一言以蔽之者，唯阴阳而已。"

难吗？不难，真的不难。

2016 年 1 月 24 日 21：42：01

微中医 *244*

阴阳中医（五）疾病治疗

既然所有的疾病都是阴阳失调，那么，治疗的基本原则也就是调整这个失调，使它恢复平衡，也就是"补偏救弊，以平为期"。

首先确定疾病的治疗原则。每个疾病都有不同的失调状态，那么，就要根据每个病的不同，确定不同的治疗原则。

好比一架天平，不平衡了，有两种方法恢复平衡，一是减重的一方，一是加轻的一方。一方的过重，是阴阳的偏胜，偏胜者损之；一方的过轻，是阴阳的偏虚，偏虚者补之。这就是两个基本原则：损有余，补不足。

还是用上次说到的胃热举例。胃热，是胃中阳热有余，有余则损之。少吃辛辣食物——不要再去助长有余；多吃寒凉食物或者应用寒凉药物——可增加不足一方以制约有余一方。

确定了治疗原则，就必须施行治疗方法，多数疾病是需要药物来治疗的，如何应用药物？也需区分阴阳。所有的药物，也是可以分为阴阳两大类的，即属阴和属阳的药物。药物的阴阳属性区分好了，热药治寒，凉药治热，泻药祛邪，补药补虚。

2016 年 1 月 25 日 21：15：24

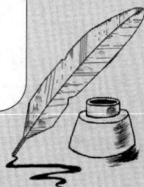

微中医 *245*

阴阳中医（六）小结

五岁的小明是一个壮实实、胖乎乎的帅哥，平日少有感冒发热，头痛咳嗽的，他身体阴阳平和，气血流畅，生机勃勃。

这天爷爷把他从幼儿园接回来，一路上和爷爷打打闹闹，跑前跑后，一会儿头顶上冒出了热汗，他干脆把帽子一摘，塞到爷爷的怀里，又跑远了。

爷爷在后面气喘吁吁，一边追，一边喊，小明，戴上帽子，会感冒的！

爷俩回到家，爷爷赶紧给他倒一杯热水，让他喝下，又把帽子给他戴上。他哪里戴得住！一会儿又扔到沙发上了。

吃过晚饭，小明开始打喷嚏，流清鼻涕。爷爷说，感冒了，路上摘了帽子，让凉风吹着了。

又待了一会，小明老实了，小脸通红，怕冷。妈妈拿个体温计让他夹上，一会儿拿出来一看，39℃！摸摸他身上干燥无汗，还是怕冷。

原来，小明出汗之后，毛孔开放，寒邪从开放的毛孔侵入肌肤。原本平和的阴阳，因为这个寒邪的侵入而失去平衡，受的是寒邪，所以是个寒证。邪气还在肌表，所以是个表证。感受寒邪，机体正气奋起抗邪，正邪交争，所以发热。平日体质壮实，正气不虚，所以是个实证。

好了，已经确定是寒证、表证、实证，虽是寒邪，但开始发热，因此，是个外感风寒表证，属阳。

寒证用热药，表证用解表药，实证用祛邪药，归纳起来，用辛温解表，发散风寒药：麻黄、桂枝、杏仁、荆芥、防风、甘草。

爷爷开出方来，爸爸去药店抓来药，泡了十几分钟，烧开锅，煎了十分钟，给小明喝下半碗，妈妈搂着他睡了。

睡了一个小时，小明浑身出了一阵汗，辛温解表的药服下之后，在身体正气的推动下，将风寒邪气仍从肌表一鼓而出，拿体温计一量，37°C。感冒好了。

2016 年 1 月 26 日 20：32：50

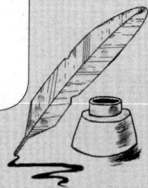

微中医 **246**

五行（一）

　　却说天地间最大的阴阳——太阳和地球这对老夫妻，恩恩爱爱亿万年，和和美美万亿春，共孕育了五个儿子。这五个儿子各秉不同特质，却是在老夫妻的调教下，兄弟之间相生相依，温良恭俭让，化生出一个大家庭的富裕繁荣；又因兄弟间秉性不同，相互取长补短，彼此约束，共同维持了这个家庭的稳固和谐。

　　这五个儿子就是五行（xíng），木火土金水。这五种物质，都是我们日常生活中最常见的，回头看看身边，目力所及，心思能达，无非五行。我们那些聪明的先人也是这么想的，这么看的（今天我们看到的月亮，亿万年前那些先人也都看过），所以，他们就取用这五种物质作为代表，根据他们兄弟各自不同的脾气特点，把世界上的各种事物概括为五大类，这样做，是为了能够更好地把握世界，了解世界，于是形成了五行学说。

　　五行，除了是五种物质之外，更重要的是"行"，就是运动的意思。木火土金水不是静止不变的，而是每时每刻都在发生着变化。生老病死，是万事万物的必然规律，短暂如朝露，如蚊蚋，稍长些如我们，再长些如河流（我们就眼看着一些小河干涸后沦为平地），如大山（大山也不是生来就有的）。所以，五行，就是五种运动，囊括了世界上一切运动形式。

　　五行学说和阴阳学说有非常密切的关系，是相辅相成的古典哲学。虽然从哲学层次来讲，五行隶属于阴阳，可以说是阴阳的"儿子",其实,从历史来看,五行学说更先于阴阳学说,用于概括世间万物,各有短长。

2016 年 1 月 30 日 21：41：25

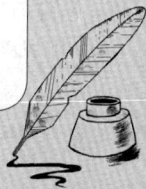

微中医 247

五行（二）

五行的运动产生了世界上的万事万物。也就是说，这五个儿子的工作创造了巨大的家庭财富，并且，子生孙，孙生子，子子孙孙，绵延无尽。

不过，这五个儿子的秉性是各不相同的。木性直爽，痛快；火性热烈，活跃；土性敦厚，大度；金性严谨，沉稳；水性冷静，内向。

兄弟间同心合力，共同为大家庭的繁衍昌盛相互扶持，也就是相生，具体是木生火，火生土，土生金，金生水，水生木。如此循环无端。

任何事物都不会是直线前进的，五行间也不会是只有相生，同时必须有制约，只有必要的制约，相生才会更有生机。制约，就是相克。具体是木克土，土克水，水克火，火克金，金克木。同样，也是如环无端，彼此制约。

兄弟间既然秉性不同，就难免有些摩擦。谁见过兄弟几个，一辈子和和美美，从无口角的？不容易吧？五兄弟间也时有不愉快发生。恃强凌弱，结帮拉伙，钩心斗角，相互拆台，谄媚阿谀，等等。轻的，被父母一顿呵斥，调和，家庭秩序仍可恢复正常；重的，父母制服不了，兄弟间大打出手，骨肉分离。这在天地间就表现为狂风暴雨，是酷暑严寒，是洪水泛滥，是旱魃肆虐。在人身体而言，则非病即伤，甚至性命不保了。

2016 年 1 月 31 日 21：12：44

微中医*248*

五行（三）

　　五行学说形成之后，对于指导人们的生产、生活，帮助人们认识事物间的联系，利用这种联系提高生活质量，提高生产效率等方面产生了巨大的作用，但是，在商周以后，这个五行学说逐渐演化为一种严格的、机械的、刻板的、复杂的体系。

　　这个体系用于中医理论中，说明人体的生理、病理、诊断、治疗等，如同阴阳理论一样，是严谨而细密的，但是，因为它的机械、刻板、复杂，把本来发生在我们每一个人身体中、生活中的至为简易的各种生理、病理现象，演化成一个极为复杂的体系，增加了人们理解和掌握的难度，从而让普通的人们把中医理论看得高深莫测，望而却步。

　　中医学是一门实践艺术。她的生命在于用至为简易的理论去解除人们的病痛。在中医的医疗实践中，并不需要这种高深莫测的理论。不论是阐述生理、病理，还是用于诊断、治疗，阴阳学说足以解释一切。

　　疗效是全部中医医疗实践活动的唯一目的。医生的全部工作在于提高疗效。五行理论增加了人们认识中医的难度，但没有增加中医理论的深度。在应用五行理论能解释的地方，应用阴阳理论同样也能解释，并且更简单明了，也就更容易去把握事物的本质。

　　在我的所有医疗活动中，我尽量避免使用五行理论去指导自己的临床行为，也不用五行理论向病人解释他们的病证——

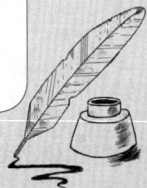

个阴阳理论足矣。

所以，关于五行，我们就讨论到这里，没有五行理论的掺杂，整个中医理论体系是不是会显得更完美、更清晰、更容易理解些呢？就好比一棵枝繁叶茂的大树，去除了附着、缠绕在她身上的一些寄生的藤蔓植物，这棵大树是不是会更挺拔茂盛呢？！

2016 年 2 月 2 日 21：28：21

微中医 *249*

酒

要过年了，酒是离不了的。中国的酒文化，是真正的博大精深。

我国是酒的故乡，关于酒的历史记载，可以追溯到最早的甲骨文。晋人江统在《酒诰》中说："酒之所兴，肇自上皇……有饭不尽，委余空桑，郁积成味，久蓄气芳。"说明很早人们就知道粮食堆放日久，可以成酒，这大约就是酒的滥觞吧。

酒号称百药之首，性味辛甘温热，有暖胃健脾、益气养肾、舒筋活血、祛风除痹、发散解表等功效。以酒入药，可内服，可外用，可单行，可复方。酒之为用，大矣哉！惜乎今人不以酒为药，而以酒为酒，良材枉用，其杜康之本意？亦后人之发挥。

无论是家人的年夜团圆饭，还是年后的走亲访友，酒都是餐桌上的主角。无酒何以成席？推杯换盏中，酒酣耳热，亲情浓浓。只是，饮酒过多之后，或妄言失态，或呕吐伤胃，或沉睡不醒，或狂躁不已……万般病态，皆在多饮。

饮酒适量，可养身，可安神，可添亲情，可助欢愉，福祸之别，只在"适量"二字，诸君其慎之！！

2016 年 2 月 3 日 21：35：22

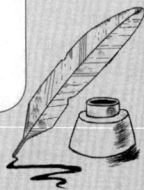

微中医250

二十四节气和中医

今天立春，是二十四节气的第一个。从今天开始，新的一个春天来到了，过不多久，大地回暖，万木复苏，到处又是一片春意盎然了。

二十四节气的产生，是我国古代劳动人民在长期的生产生活实践中总结出来的，有较早的完整的文字记载。早在战国时成书的《吕氏春秋》中，已经有了立春、立夏、立秋、立冬和冬至、夏至、春分、秋分的记载，事实上，二十四节气的形成时间肯定更早。

二十四节气的产生，是太阳对地球照射的结果。每年春分，太阳正对赤道，白天黑夜平均，太阳黄经0°；春分后，太阳离我们越来越近，天气越来越热；至夏至，白天最长；然后到秋分，又是一个日夜平均，太阳离我们越来越远，天气慢慢转寒；到冬至，白天最短，然后再到下一个春分。就是这样周而复始，形成一年的春夏秋冬，形成二十四节气。二十四节气对于农民是至关重要的，举凡一年所有的农事，都离不开节气的变化影响。

一切都是阴阳，万物因阴阳而生，万物因阴阳而灭。

疾病的产生都因阴阳的失衡，所以，观察自然界气候的变化，就是我们医生一个重要的任务。过去对医生的要求是"上观天时，下通地理，中晓人事"，因此，中医是十分重视二十四节气的，每每随着节气的变化而注意到气候对人的影响，对疾病的影响，对治疗的影响。这也就是中医理论的重要特点——天人相应。

古人说：治病不明阴阳，犹如"盲人骑瞎马，夜半临深池"，同理，治病不明节气，也是如此，将会事倍功半，徒耗力气。

2016 年 2 月 4 日 21：16：12

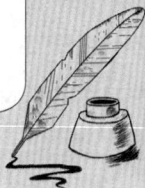

微中医 *251*

雨水

今天雨水了。

大家还记得，年前大冷的时候，在凛冽的寒风中，在漫天的雪花里，我们几次提到："冬天到了，春天还会远吗？"距今不过一两个月的时间，大家正说着话，春天就翩翩地来了。

雨水，是立春后的第一个节气，春天来了，草发芽，树生叶，都需要水。所以，立春后必须是雨水，雨水丰足，则草木茂盛，繁花盛开。

春季应肝，肝气喜条达而恶抑郁。《黄帝内经》上说："春三月，此谓发陈，天地俱生，万物以荣，夜卧早起，广步于庭，被发缓形，以使志生，生而勿杀，予而勿夺，赏而勿罚。"春季是一种舒展、顺畅、调和的气象，以应肝气的抒发。

冬天是寒冷的，收敛的，闭塞的，而春天来了，寒冷转为温暖，收敛转为舒展，闭塞转为开放，但这个过程是需要缓慢进行的，突然的宣发，过分的宣发，会使身体不适应这种急骤的变化，反而会发生疾病。所以，春天要"捂"。

"捂"，是由冬向春的过渡，是缓慢的适应。"捂"是护惜身体阳气，不使受到气温变化剧烈的伤害。

在电视上看过黄河的冰凌，春天里，黄河解冻，但河水温度没有上来，冰块没有融化，于是大块的冰凌拥挤河道，层层叠叠，相互撞击，声震原野。这是黄河没有"捂"的结果。我们的身体可不能有这种冰凌，如果发生这种冰凌，后果是相当可怕的。

2016 年 2 月 19 日 21：07：03

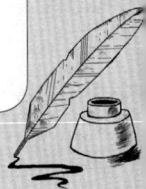

微中医 *252*

节后辟谷正当时

明天元宵节，按一般的习惯，元宵节后，这个年就算是彻底过去了。

持续半月的春节，我们都做了些什么？两个字：吃，喝。吃不完的鸡鸭鱼肉，喝不完的美酒琼浆。吃喝是享受，吃喝是交流。在吃喝中亲友欢聚，在吃喝中亲友惜别。

许多人抱怨过节累，其实最累的还是我们的肠胃，还有我们的肝，我们的心脏、血管。过多的食物、过多的酒精，依靠肠胃的受纳、消化，肝的分解，心脏和血管的推动，所以它们比我们更需要休息。

最好的休息方法是辟谷。对于辟谷，很多人不陌生，就是几天不吃食物。不吃食物，肠胃空下来，肝脏闲下来，心脏和血管也轻松下来。辟谷的意义还不仅仅是这些脏腑的休息，体内摄入过多的热量，转化为脂肪，沉积在组织间，更是身体极大的负担，而用几天的时间不吃饭，大量消耗掉这些多余的脂肪，也是预防三高的最有效措施。

辟谷的具体方式因人而异，可以是每天减少食物的摄入，如食用平日食量的三分之一或再少些，或是每天早晨吃一顿饭。严格一点，也可以三五天不吃，如果比较肥胖的人，又有毅力，也可以坚持 7 ~ 10 天。如果确实抗拒不了饥饿，坚持一天也是好的啊！

辟谷后切记：恢复饮食慢慢来。如果有找补回来的想法，5

天辟谷，3 天就可以恢复到从前！也不是完全没意义，总是将体内的瘀滞清除了些。

有志辟谷者，行动起来吧！

2016 年 2 月 21 日 21：21：15

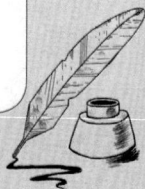

微中医 *253*

藏象（一）——浅说藏象

春节过去了，我们回复常态，今天开始，我们讨论藏象，也就是脏腑，五脏六腑。这部分内容是中医基础理论的核心，内容丰富，可能讨论的时间会长些，大家不要不耐烦哦。

藏，读 zàng，四声，音、义同脏。是指藏（cáng，二声）在身体内的脏腑；象，是脏腑表现在外面的，我们可以看、闻、触、听到的生理、病理现象。合起来，藏象，就是通过观察人体生理、病理的外在现象，研究脏腑的生理功能、病理变化及其相互关系的学说。

脏腑在身体内部，外表看不到，所以，是"藏"。但"藏"在内部的脏腑的生理功能、病理变化，都会通过一定的渠道显露出来，让我们可以看见、听到、触到、嗅到，从这些看见、听到、触到、嗅到的外部现象，可以反推出"藏"在内里的脏腑的功能。

这是一个从里（"藏"在内）到表（"象"在外），又从表到里，由浅入深的对人体生理病理的认识过程。

例如，肺在里，呼吸之气在表（鼻），呼吸均匀，不急不促，是肺功能正常；如果呼吸迫促，息气灼热，这就是肺有邪热了。

再例如，胃在里，饮食馨香，无腹胀腹痛，嗳气泛酸，是胃气调顺，功能正常。如果不思饮食，脘腹胀满，嗳气泛酸，就是胃失和降，功能异常了。

　　所有脏腑的功能和现象都是这样的，从里到表，又从表到里。这样，全部的脏腑功能、生理、病理，就都在这个"藏象"中了。

2016 年 2 月 23 日 21：10：51

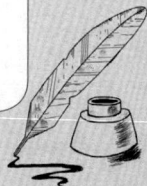

微中医 **254**

藏象（二）
——中医的藏象与西医的脏器之异同

在开始讨论藏象的具体内容之前，我们必须明白一件事情：中医的藏象和西医的脏器名同而义不同！

时常有人说让中医看了脉，说是肾虚，来门诊验血，看看是不是真的肾虚。其实，目前世界上还没有能化验肾虚的仪器和指标。这就是把中医和西医相混淆了。

在古代，我们的先民们没有注重解剖，他们从事物外部的现象推知内在的变化规律，从而形成了中医的理论。而现代医学注重解剖，从具体的一个个脏器，从结构、组织到细胞，认识人体的生理、病理。

藏象是系统，是联系，是运动，是形而上。脏器是孤立，是独立，是静止，是形而下。

虽然，中西医的心、肝、脾、肺、肾的名称是相同的，但中医藏象是从全身的系统性出发，是联系的、运动的认识，是一种功能系统，而西医所说的脏器就只是一个具体的东西。

例如：心，在西医看来只是个泵血的器官，而中医认为心是全身的主宰；肝，西医认为只是个消化腺，中医认为是情志的主宰；脾，西医认为是个大淋巴结，中医认为是气血生化之源；肺，西医认为是呼吸器官，中医认为是全身气的泉源；肾，西医认为是尿的生成地，中医认为是生殖的根本。

所以，学中医的藏象，一定要把头脑中有关西医的解剖知识放下，不要去对比，不要去联系。只有这样，才能完整地理解把握中医的藏象理论。

2016 年 2 月 25 日 21：42：17

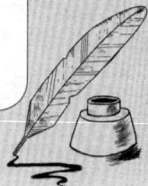

微中医 *255*

藏象（三）——脏腑

切记！！中医的心肝脾肺肾和西医的心肝脾肺肾是不能画等号的！必须从思想上把这两组概念区分开来！

只有这样，我们才能往下继续讨论中医的藏象。

藏象，包含脏、腑、奇恒之腑。

脏，是心、肝、脾、肺、肾。这个脏，也是藏的意思。藏什么呢？藏精气。五脏共同的功能是化生精气，储存精气。五脏在形体上，都有一个门，出入的各种管道都从门里经过，基本上是一出一进，除此之外，五脏没有别的通路，在门之外，其他地方是密闭的。

腑，是胆、胃、大肠、小肠、膀胱、三焦。腑，在过去写作府，就是府库。府库干什么？暂时储存和流通物品。在形体上，这六腑，胆除外，都是上下相通，粗细不同，但都是一种中空的通道。

脏，就是在家里干活的，在外挣钱往家拿的，所以是化生精气的。钱，就是一个家庭的精气啊，没有精气一家人怎么活？

腑，就是家里的仓库、钱包。挣了钱，放在钱包，花出去，再装进来；买了粮食，放在仓库里，吃完了，再买再装。所以，腑是暂时的储存，是流通。

奇恒之腑，是脑、髓、骨、脉、胆、女子胞。这六个，功能同脏，藏精气；形体上，似腑中空，所以，亦脏亦腑，非脏非腑，不同于一般，故称之为"奇恒之腑"。具体的后边详论。

　　这就是脏和腑的主要特点和区别。脏五，腑六，合称五脏六腑。《黄帝内经》有句话："所谓五藏者，藏精气而不泻也，故满而不能实；六腑者，传化物而不藏，故实而不能满也。"这是对脏腑功能的最好概括。

2016 年 2 月 26 日 21：52：38

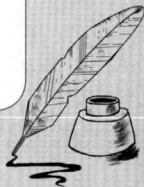

微中医 *256*

藏象（四）——心（1）

心是我们身体这个复杂王国的君王。为什么呢？这是由心的功能决定的。心成为君王的主要功能是主神志。

主，是主持，管理的意思。主神志，就是人的神志活动由心所主持。你看一个国家或一个家庭的君王，他的喜怒哀乐，决定了全国或全家的喜怒哀乐，他颁布的行政政策，是大家行动的准则。

一个家庭的君王，精神健旺，行为正派，挣钱多，那么家里的人出来个个都挺胸抬头，气势昂扬的；如果一个家庭的君王萎靡不振，体力不强，没有本事，那么，老婆孩子在人前也只能低声下气，抬不起头来。

现代医学知道，人的精神、情绪、思维，是由大脑所主的，是大脑对外界事物的反映。但在中医，这个功能是心的功能。事实上，在生活中，我们害怕了，紧张了，心跳得厉害；高兴了，心情愉快；生气了，心情低落；心思、心情、心境、心想、心喜、心爱、心烦、心动、心病、心得、心服、心寒、心黑、心怀……都是心。心主神志，就是这么来的。

2016 年 2 月 28 日 21：52：11

微中医 *257*

藏象（五）——心（2）

心主血脉。

作为一个单位的一把手，除了抓精神、思想，还要抓经济。人身上的经济是什么？血脉。

血脉，是人身体上的血液和运行血液的脉络。我们全身上下、表里内外，无一处不依赖血脉而生存，所以，抓住了血脉，也就抓住了全身。因此，心又主血脉。

家里的存款不是家长一个人挣的，但家长有权支配。人身上的血不是心生成的，但由心的搏动送往全身。血送往全身有个脉管系统，这个系统和心是密切相连的，所以，心能够主血脉。

心靠什么主血脉？心气。心气强健有力，能够推动血液在脉管中运行，同时又能支配血液的运行，约束血液的运行。

心作为一家之主，一手抓精神，一手抓经济，整个身体在它的统率下，上下内外表里团结合作，完成人的各种生理功能。这必须在心功能正常，心气强健有力的状态下才行。如果家长身患重病，卧床不起，自身难保，那么家里的成员就不大听他的约束了。

2016 年 2 月 29 日 21：26：35

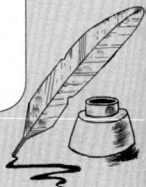

微中医**258**

藏象（六）——心（3）

心在志为喜，在液为汗，在体合脉，开窍于舌。

志是情志，心主神，是总管，每个脏腑都有各自的性格特点，而心的性格是喜乐。

液是体液，汗、涕、唾、泪、涎，都是人的体液，各个脏腑也都有自己的体液，都与脏腑的生理特点有关联。心主血脉，汗是从血中化出，因此，汗为心之液。

骨、脉、肉、皮毛、筋，是我们身体的主要组成部分，也与不同的脏腑有不同的密切关联。心主血脉，自然在体为脉了。

窍，是眼、耳、口、鼻、舌，身体上的这些窍，都与内在的脏腑密切联系，根据各自功能不同，而联系不同的窍。舌体由血充盈而灵活，由神旺盛而机敏，故而心开窍于舌。

以上这些，也如同每个人都有不同的外形、气质、性格一样，当然，在人的生理上，这些都是与人脏腑的功能特点有密切关联的，同时，又都不是绝对的。

2016 年 3 月 1 日 21：39：30

微中医 *259*

藏象（七）——肺（1）

肺在胸腔内，五脏中，肺所居的地理位置最高，像一把伞一样，所以，肺有"华盖"之称；又因肺与大气相通，时刻受到自然界气候的影响，肺叶娇嫩，不耐寒热，时不时地伤风感冒，因此，肺又称为"娇脏"。

肺的功能有主气、司呼吸，主宣发和肃降，通调水道，朝百脉、主治节。在志为忧，在液为涕，在体合皮，其华在皮毛，开窍于鼻。

肺在五脏中的地位，《黄帝内经》中说，肺为"相傅之官"，傅，是辅助的意思，也有个傅宰的意思，在古代大约是宰相的官职。心主血，肺主气，人身无非气血，所以，肺的地位很高的，一人之下，万人之上。

若以一个家庭比，我想，肺大约是家中长子吧，既有一定的权力，也有一定的经济地位，做父母的对长子都有些倚重，尤其是上了岁数的父母。但是，长子也是家中出力比较大的，家人们需要他为这个家庭多做贡献，又需要他忍辱负重，就像不论寒热润燥，自然界的气候都是肺最先承受的。这是说得过去的大家庭，一家数个孩子，是这种情况，但如今独生子女居多，这个话题就不好说了。

2016 年 3 月 2 日 21：45：17

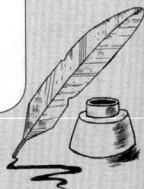

微中医 *260*

春日野蔬最宜人（甲）

加个塞啊，今天去电台录了个节目，讲了春天里吃野蔬的事，拿来这里同各位再共享一下，其中有的去年讨论过，大家不会说我唠叨吧？

雨水过后，气温升高，大地上百草萌动，过几天，你到田野里、山坡上、河流旁、路两边去看啊，黄的，白的，紫的，各色各样的花，开满田野；刚露头的知名的、不知名的草，探头探脑，毛茸茸的，到处一片生机盎然。

我们的祖先是吃着野菜、野花、野果、树叶过来的，现在不再是洪荒时代，但人们遗传基因里，对野蔬的钟爱是深入骨髓的。每到春天，田野里到处是挖野菜的人。在困难时期是为了果腹充饥，现在是为了尝新鲜，尝清爽。

春天里的所有野蔬，得春日升发之气，大多有舒畅、条达、向上的气息，有疏肝理气的作用。但各自寒热性质不同，也不是任何人都可以随便吃的。

先说茵陈。茵陈是春天里最早发芽的野菜之一，因此也最得春气，也就最有疏肝利胆的作用，平素肝气不顺，胆气郁结（多是慢性胆囊炎）的人，最宜茵陈。茵陈，苦，辛，微寒，能清利湿热，利胆退黄。慢性胆囊炎、慢性肝病患者，都可以将其采来加几个红枣煮水喝，也可以切细加白面适量，上锅蒸熟，气味芳香，绵柔可口。茵陈其性微寒，少量服用不会有大的问题，但素日脾胃虚寒的人，还是谨慎为妙吧。

2016 年 3 月 3 日 21：09：01

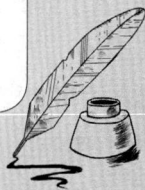

微中医 *261*

春日野蔬最宜人（乙）

蒲公英：我们这里叫婆婆丁，性味苦甘寒，是一味清热解毒的良药，最适宜胃有郁热的人，春天了，口干、口苦、口中有异味的朋友，用鲜蒲公英煮水喝，很快会有改善的。另外，蒲公英对于乳腺炎、肺炎、痈肿疮疡、发热、牙痛、结膜炎、膀胱炎等各种邪热引发的病症，都有很好的效果，可以入煎剂，也可以用鲜品煮水喝。

蒲公英，其味甘苦，甘味有补益作用，作为野蔬食用，可生食，也可熟食，蒸包炒都宜。

荠菜：荠菜是春天里最受欢迎的野蔬。其性甘平，生食有辛辣味，但又不同于葱蒜椒的辣，辣而不烈，蘸酱生食，清香辛甘，包水饺是人们的最爱。

荠菜性质平和，辛味可以疏肝利胆，又有清热作用，可用于治疗痢疾、水肿、牙出血、尿血等。以荠菜熬粥，古称"百岁粥"，能延年益寿。

小蓟：我们这里称"萋萋菜"，性味甘微苦凉。小蓟最主要的作用是止血，我小时候在家干农活时，不小心伤了皮肤出血，都会找一株小蓟，在手里揉揉，挤出青绿的汁液，涂在伤口，一会儿的工夫，就不出血了。所以，小蓟可用于各种出血，以鲜品为好。

小蓟在我们这里多是做小豆腐吃，在制作时注意忌用铁器，它见了铁器会发黑。脾胃虚寒的人也不宜多食。

2016 年 3 月 4 日 21：38：27

微中医 *262*

春日野蔬最宜人（丙）

苦菜（败酱草）：性味辛苦寒。苦菜可是真苦啊，可是有人就喜欢这个苦味，采来洗净，或蘸酱，或卷煎饼，苦中有甜。其清热解毒之功，可用于多种郁热内积之证，如肺痈、肠痈及其他各种无名肿毒，尤其是治疗急慢性阑尾炎的良药。只是，苦菜性质寒凉，多食有伤胃之虞。

地肤子：地肤子，民间叫扫帚菜，因其植株到秋后可以用来扎扫帚使用，其形状也像一把大扫帚，其性味辛苦寒。扫帚菜的嫩芽无明显辛辣苦等味，只有野蔬的清香，所以多数人喜欢它，可用来蒸、拌以及做小豆腐；性质平和，多食少食无甚大碍。

地肤子的种子入药，是一味清热利湿、祛风止痒药，可用于急慢性膀胱炎，风疹瘙痒等。

面条菜：面条菜性味甘微苦凉，性质平和，口感绵软，稍老些的有些涩。食用方法多是洗净后用开水烫过，加面蒸食。

面条菜有清热利尿的作用，小便热涩不利，可以之煎水大量服用；又有止血作用，可用于多种出血，如鼻衄、尿血、皮下出血等。

2016 年 3 月 8 日 21：04：47

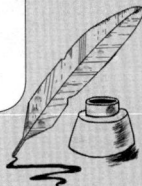

微中医 *263*

春日野蔬最宜人（丁）

不仅仅是野蔬宜人哦，春天里许多嫩芽嫩叶也是清香宜人的。

柳芽：柳芽味甘苦性凉，初春的柳芽采来，开水烫过，或拌面粉蒸，或直接蒸成窝窝头，微苦中的清香，最是舒畅肝气。

桑叶：桑叶甘凉，嫩叶甘甜，可蒸，可煮，可拌，补肝肾，乌发明目。

枸杞芽：春天里的枸杞芽非常好吃，每天早上锻炼回家的路上，采摘一把，洗净，炒鸡蛋吃，是最好的早餐了，也有很好的补肝肾，乌发明目，生精血的作用。

榆树叶（榆钱）：榆叶是榆树的叶。榆钱是榆树的花，质润滑，味甜美，健脾养胃，润肠通便，消肿利尿，还有养心安神，治失眠的作用。

重要提示！！！无论是野蔬还是嫩芽，采摘时一定注意是空气清新、干净无污染的地方，前天听一位老农说，麦田里经常有打除草剂的，蔬菜大棚、露天菜地也会经常打各种农药，因此，在采挖、采摘时，一定要注意，对这些地方的野蔬，在不明白是不是打了农药时，不能采挖、采摘！！！

2016 年 3 月 9 日 21：27：34

微中医 *264*

藏象（八）——肺（2）

回来继续说肺。

肺主气。这是肺的主要功能。这个气，分两部分。一个是呼吸之气，另一个是全身之气。

呼吸之气，大家都知道的，人一呼一吸，从大自然吸进氧气，呼出二氧化碳。氧气是我们的生命之气，不吃不喝几天没问题，几分钟不喘气，就麻烦了。这个呼吸的氧气，我们中医称为自然清气。肺一呼一吸，吸入清气，呼出浊气，和现代医学的理解是一样的。

全身之气，是在肺主呼吸之气的基础上的一个更重要的功能。肺吸入的清气和由脾胃运化来的水谷精气，在胸中合为宗气。宗是根本的意思，所以宗气是人全身功能活动的基本动力来源，在胸中形成之后，由肺布散全身，发挥生理功能。

这就是肺主气的功能。就好像家里的长子，自己挣钱，兄弟姐妹也挣钱，大家挣的钱，都由这个长子统筹掌握（或者是协助家长），管理全家的经济开支，维持一个家庭的正常运转。

2016 年 3 月 10 日 21：44：38

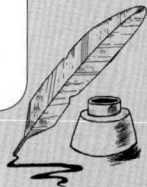

微中医 *265*

藏象（九）——肺（3）

肺的第二个功能是主宣发和肃降。

宣发，是宣发，是布散。宣发什么？布散什么？当然是气啊。上面说过，肺主气，就是说肺能够宣发、排出浊气，向全身布散宗气。

肃降，是清肃，是沉降。这是肺功能的作用特点。你看啊，肺所处的地理位置最高，要向全身布散宗气，这个气需要向下走。气的特点是轻清向上，所以，肺必须有能力让轻清向上的气向下走，这就需要清肃、沉降，只有沉降，气才能布散全身。常见肺病病人，喘憋，胸闷，总感觉气喘不透，憋在胸膛里。这就是肺的肃降功能不行了，不能清肃，不能沉降，气不能下达，所以胸闷。

宣发和肃降，是相对立又相辅相成的。没有宣发，浊气不能排出，清气不能布散；没有肃降，清气（宗气）不能下降，不能下达。一宣一降，浊气排出，清气布散全身，维持人的正常生理功能。

宣发和肃降，是肺的一种功能，也是肺的一个生理特点。就好比家里每个人都有不同的性格特点一样，老大沉稳，老二活泼，老三机灵，正是这样的家庭成员，在家长的统率下，扬长避短，团结协作，才让一个家庭生机勃勃，充满了活力，日子自然也就过得不错了。

2016 年 3 月 11 日 20：38：48

藏象（十）——肺（4）

肺的第三个功能是通调水道。

通是疏通，调是调节。水在我们体内的代谢是一个非常复杂的工程，需要有多种脏腑的参与。肺有宣发和肃降的功能特点，气的流通和输布需要肺的宣发和肃降，水在体内的流通输布，需要气的推动，所以，肺既能宣发肃降，管理气的流通，自然也就能管理水的流通输布了。

肺在志为忧，在液为涕，在体合皮，开窍于鼻，其华在皮毛。这句话的意思就如长子替父母担忧，为全家考虑，常怀忧虑，所以在志为忧；过去多子女的大家庭，老大往往都是少言寡语，忧思重重的，而老二老三们则活泼得多，大约就是这个道理吧。

涕为鼻液，鼻为呼吸之门户，所以，肺在液为涕，开窍于鼻。

肺主气，气布肌肤，抗御外邪，肺气旺则正气足，不易为外邪所侵；肺气虚则肌表虚，容易感冒。所以肺在体合皮，其华也就在皮毛。

2016 年 3 月 13 日 21：18：42

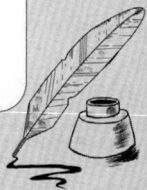

微中医 *267*

藏象（十一）——脾（1）

脾是一位老太太，是一个家庭里年高德劭的祖母，是皇宫后院里的老太后。一个家庭的繁荣昌盛源自于她，一个国家的安定强大源自于她。

脾的主要生理功能是转化生成全身的气血，一个人没有气血或气血不足，都会出现各种各样的疾病，如果气血充足，则不容易生病，即使生病，治疗起来也快得多。所以，我们说脾是"气血生化之源"。

一个人，自父母孕育，是依靠肾中精气，出生之后，依靠母乳、饮食水谷，发育长大，这些母乳、饮食水谷的转化就是脾的功能，因此，脾又是我们的"后天之本"。

这样看来，脾像不像家里的那位老祖母、后宫里的那位老太后？老人家安如泰山，一个家，一个宫廷，一个国家，就平安和顺，就繁荣昌盛。

中医的"脾"和西医的"脾"，是中西医关于脏腑功能定义差别最大的，西医的脾，可以说就像是一个大的淋巴结，而中医的脾，有如此重要的功能。中医论脾，重在功能，是有关消化吸收的一个系统。

2016 年 3 月 14 日 21：15：59

微中医 *268*

藏象（十二）——脾（2）

今天我们看看脾这位老奶奶在家里都能干些什么。

主运化：这是脾最主要的功能。运是转运输送，化是化生转化。运化什么呢？水谷和水液。我们吃下去的各种食物和饮料，先到胃里，胃是个粗加工厂，将其加工成能够被小肠吸收的食糜，输送到小肠，小肠吸收其中的精华，称为水谷精微。

胃和小肠的这种功能，是脾运化功能的重要组成部分。没有脾的运化，胃和小肠就不能很好地完成各自的工作。

我们不能单纯地只看到胃和小肠的功能。在临床上，每一个脾胃虚弱的人，都表现为胃和小肠的功能障碍。如腹胀、嗳气、大便稀薄甚至腹泻。

老奶奶就是这样，不去具体做什么，但是，大家干活挣来的钱和物，必须由老奶奶统一调配，干活的吃什么，上学的吃什么，婴幼儿吃什么，都是老奶奶安排的。

我们的脾就是这样运化的。

2016 年 3 月 15 日 21：23：18

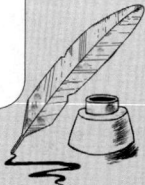

微中医 **269**

藏象（十三）——脾（3）

老奶奶年高德劭，温柔慈祥。年龄的沉淀，化生出人生的最高智慧，洞悉家中所有人的性格、体力、智力特长，因人教化，因人布施，抑恶扬善，催人向上。老奶奶的智慧，使得大家庭和睦团结，人人心情舒畅，全家呈现出一派欣欣向荣的景象。

家中老奶奶如此，身上的脾亦如此。脾气健旺，则气血充沛，神清气爽；脾气虚弱，则气血衰微，神昏智乱。

这就是脾的第二个功能：主升清。清，是清气，是精微。脾运化来的精微，向上布散，达于胸中，然后敷布全身。这也是脾的生理特点，如同肺的特点是宣发肃降。精微不上升何以敷布？所以，脾喜升，善升。唯有升才能布散。

这个升，是和胃的降相反相成的，脾和胃，一升一降，升清降浊，才能精微敷布，浊气沉降，才是一个和谐团结、欣欣向荣的家庭，才是一个气血旺盛、生机勃勃的健康身体。

2016 年 3 月 16 日 21：27：25

微中医 *270*

藏象（十四）——脾（4）

脾的第三个功能，主统血。统是统摄、控制的意思。

老奶奶就是老奶奶啊，不服不行。血是干什么的？人生命活动的最重要的物质基础啊，全身任何脏腑、经络、筋脉、关节的生理功能，都必须有血的滋养才能正常发挥，没有了血的滋养，一切都完。所以，老奶奶把这个抓起来了。

每个脏腑功能不同，所需血液流量大小也就不一。脾的统血功能就是合理分配，统治、摄护血液在脉管中正常运行，不可不足，不可妄行。不足则脏腑失养，功能低下；妄行则血行汹涌，脏腑功能亢奋，甚至血行溢出脉外，发生出血。

血行脉中，循序而行，无出脉外。但是，不慎发生的意外伤害，损伤脉管，血就会溢出脉外。如果是不重的伤损，脾的统摄会使出血停止，所伤过重，那就力不从心了。女子行经，应期而至，应期而止，也是靠脾的统摄。如果脾气虚弱，统摄乏力，就会出现出血不止，女子行经先期、经行量多等。

如果老奶奶精力充沛，明察秋毫，各个子女对所分配的钱物自会精打细算，合理消费；如果老奶奶神衰昏愦，那么，有的子女难免会多吃多占，导致家财外流了。《红楼梦》里，元春省亲，建造大观园，贾母年老，大权交给王熙凤，贾琏、贾珍之流趁机大肆贪占，就是这个状态。

2016 年 3 月 17 日 21：14：12

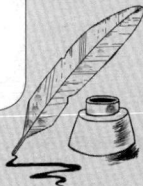

微中医 *271*

藏象（十五）——脾（5）

脾在志为思，在液为涎，在体合肌肉四肢，开窍于口，其华在唇。

老奶奶管理全家，动心思，而不用动体力；脾主运化，为气血生化之源，后天之本，思虑不周则气血乖乱；思虑过度易伤脾气，脾气不展，气机不畅而脘腹胀满，不思饮食。

口中津液为唾，唾之清稀者为涎。唾、涎，均为口腔中的津液，有濡润保护口腔的作用。

肌肉四肢赖血之濡养得以强健有力，脾虚血弱则肌肉瘦削，四肢无力。

口是消化道的最上端，饮食入胃的门户。唇又是口的最外围。脾胃调和，气血充盈，则口气清爽，唇色红润；脾胃不和，气血瘀滞，则口气重浊，甚则口臭；脾胃郁热则唇色红赤焦燥，甚则干裂；脾胃虚弱，气血不足，则唇色淡白。

老奶奶无脾气，无脾气则宽容，调和一家；老奶奶有脾气，有脾气则精神健旺，气血充沛，阖家昌盛。有有无无，生之道也。

2016 年 3 月 18 日 21：15：46

微中医 *272*

二八月，乱穿衣

昨天还暖煦煦的，今天又变天了。这就是这个季节的气候特点，"二八月，乱穿衣"。

为什么二八月，要乱穿衣呢？因为气温变化大啊，前几天还暖融融的，性急的年轻人都单衣薄衫，今下午北风劲吼，把冬装又吹出来了。

春分刚过去 2 天。春分，太阳直射赤道，太阳黄经 0°。南半球、北半球都是昼夜平均，黑白各半。从春分后，在北半球，太阳直射点继续向北移动，到夏至止。就是因为太阳对地球照射的这个变化，导致了地球上气温的变化，也就是我们感觉到的阴阳的变化。

因为太阳的照射，阳气越来越雄厚强健，而阴气越来越衰弱。但是，毕竟春分是从冬天走来，阴气不会自动退出历史舞台，阳气要想兴盛，需要和阴气做一番斗争，阴气在退出前要做一番挣扎。正是这个时刻、这种情况下的阴阳交争，此消彼长，你弱我强，便产生了气候的骤冷骤热。

我们的身体也是刚从冬天走来，冬天闭藏内敛的阳气升浮外展，这个时候，阳气还是有些虚弱的，皮肤的毛孔刚刚开放，对于强烈的气温变化也缺乏有力的抵御，所以，我们强调"春捂"，强调"二八月，乱穿衣"，及时加减衣物，避免伤于寒邪。

2016 年 3 月 22 日 21：21：33

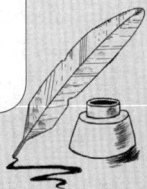

微中医 *273*

藏象（十六）——肝（1）

肝在这个大家庭中，大约像个老二的模样。一个家庭里的老大，稳重而有些柔弱，像《家·春·秋》中的觉新一样。而老二，则多是身体强健，性格爽快，甚至有些暴躁。

肝的第一个功能是主疏泄。疏是疏导，疏通；泄是宣泄，升发。肝主疏泄的功能有三个方面的内容。

一是调畅人的情志。人的情志郁闷不畅，会使肝气郁结，所以说：肝喜条达而恶抑郁。条达就是顺畅，抑郁就是不顺畅，不顺畅就郁怒，就暴躁，你看，是不是个老二的脾气？成语里肝肠寸断、肝胆相照、肝脑涂地、大动肝火等，都是与人的情绪有关，并且多是些激烈的情绪，因此，肝的性格易怒而暴躁，称为"刚脏"，也是这个意思。

二是疏导气机。气机，简单说，就是气在我们身体内的流动。气的流动，是我们各种生理活动的基础，就如河流，亦如气流。如果河流不淌，气流不动，这个世界将会是什么样子？不敢想象啊。肝的主疏泄，就能疏导宣发身体的气机流动，上下表里内外，周流不休，如果发生郁滞，就会出现问题。

三是促进脾胃的运化。大家可能都有这样的体会，一旦生了气，肚子鼓鼓的，不想吃饭了。这就是肝气郁结，影响到脾胃的气机流通。肝气的顺畅，会促进脾胃运化正常。

2016 年 3 月 23 日 21：14：48

微中医 **274**

藏象（十七）——肝（2）

肝主藏血。这个藏血功能有两个方面，一是贮藏血液，二是调节血量。

贮藏血液，是说肝脏就是个藏血的仓库，脾运化水谷精微，在多脏器合作下，生成血液，其中一部分贮藏于肝脏。肝为刚脏，其性喜条达而恶抑郁，血为阴液，可以涵养肝脏，让它不致过于燥烈，而能正常疏泄，条达。这么看，肝好像是老奶奶的小金库，哪个家伙不听话了，或者有特别需要，从小金库里提出一笔，个别塞个红包，安慰他的情绪。

调节血量，是指对全身血量的调节。人全身都需要血液的滋养，但有的多，有的少，有的时候多，有的时候少。比如劳动或运动的时候，四肢用血量大，就要多安排些给四肢；晚上睡觉了，全身血液流量都减少，多出来的血哪里去了？贮藏在肝里。《黄帝内经》中说"人卧则血归于肝"，就是这个意思。

女子的月经，更与肝的藏血有直接的关系。月经能否如期，经量的多少，都要看肝藏血功能的正常与否。有许多女子生气后发生月经不调，就是肝的藏血功能不正常了。

2016 年 3 月 24 日 20：29：08

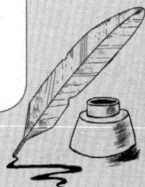

微中医 *275*

藏象（十八）——肝（3）

肝在志为怒，在液为泪，在体合筋，开窍于目，其华在爪甲。

肝为刚脏，其性喜条达而恶抑郁，所以，在志为怒。怒是人在紧张、生气时的一种情绪反应，发怒也是一种宣泄。林则徐在案头置一座右铭，曰"制怒"，能控制情绪，不因发怒而做错事，是好事。但过分的"制怒"，会压抑肝气，久之会发生肝气郁结，进而出现肝的实质性病变。现在一些单位和医院的心理咨询室设置有宣泄室，是人心情不好时的好去处。在门诊上，我曾对心情压抑的病人支过招：回家关上大门，把圈里的猪放出来，拿一根棍子，满院子撵着打，或者找一个破筐破篓子，一顿乱棍，打个稀巴烂。这样还有什么出不来的郁气？

肝有经络连属于目，并且，肝藏血，目能视物，依赖肝血的滋养，因此，肝开窍于目。泪为目中之液，所以说，肝在液为泪。

筋是人体肌肉与骨的连接，其质柔韧，依赖肝血的滋养，才能活动灵便强健，故而肝在体为筋。爪甲为筋之余，也就是筋的末梢，所以，肝血旺，筋得养，筋骨劲强而爪甲荣润；肝血不足，筋骨失养，爪甲枯焦。一家人日子过得好，大人孩子出来都红光满面，日子不好，大人孩子面黄肌瘦，由此可见，一个家庭，其华在大人孩子之面色，而肝之华在爪甲。

2016 年 3 月 25 日 21：04：16

微中医 *276*

春风荡漾

换个话题，轻松一下啊。

春风，古称"和风"，除了最初春天的风这个意思之外，以其柔和、顺畅、温煦、向上的诸多含义，又用来比喻上级和长辈的恩泽、教诲，一个地方、单位、家庭的和谐气氛，舒畅的个人心情，一个人的美貌，还是茶的代名词，甚至有男女欢爱的意思。

美哉春风！顺乎春风！温润春风！

确实，春风是美丽的，顺畅的，温润的。春风吹开了遍山的繁花，吹绿了旷野的青草，也吹开了我们身体的肌肤毛孔，让身体的阳气顺应自然，宣发开来。

风是自然界六气之一，同时又是六淫之一。风寒暑湿燥火，以风为首。风是六气之首，也是六淫之首。所以风有"百病之长"的"桂冠"。这是因为风虽为春季之主气，但是，在其他季节，也不是没有风的，寒湿诸邪伤人身体，多数会与风相伴。如风寒、风湿、风热、风燥。

春日，我们身体毛孔乍开，阳气初升，不耐风寒。因此，对于这美妙的春风，适宜顺之则可，勉强迎之则害。《黄帝内经》说，春气"逆之则伤肝，夏为寒变，奉长者少"。看官诸君其可不慎哉？！

2016 年 3 月 28 日 21：25：40

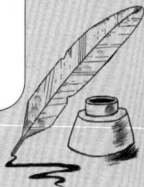

微中医 *277*

藏象（十九）——肾（1）

从肾的整体功能看，主藏精，主生长、发育、生殖，又主水主纳气，是生命之源，应冬季，主藏，是家庭中的老太爷。

老太爷是不大出门的，一来精力有限了，腿脚不灵便，二来出头露面应该是年轻人的事，老年人就应该深藏不露。

一个家庭的起源是从老太爷开始的，当然，老太爷也有他的老太爷，老太爷是子孙们看得见的，感受得到的。夏日纳凉，老人们在大树下，挥着蒲扇，向孩子们诉说家庭旧事，往往是从老太爷开始的。

一个家庭的经济实力、家风，就如肾中所藏精气，主导着这个家庭的兴衰和门风。肾精旺盛，则家庭人丁兴旺，财源滚滚；肾精不足，则家人羸弱，财气匮乏。诗书之家，阖家有墨香书韵；商贾之家，阖家有亏盈计算；农耕之家，阖家有田野气息。

肾，就是我们身体中的老太爷，所以，我们称肾为"先天之本"。

2016 年 3 月 29 日 21：21：17

微中医 *278*

藏象（二十）——肾（2）

　　肾这个老太爷主藏精。精，也叫精气，是构成人体的基本物质，也是人体生成、发育以及各种生理活动的物质基础。老太爷从他的老太爷那里继承来的家族产业、家族精神也是一个家族的精气。藏精，就是说肾是生成、藏纳、管理这个精气的。

　　精，分先天之精和后天之精两部分。先天之精，就是秉受父母的生殖之精，这是人的生命来源，同时，也是繁衍下一代的物质基础。后天之精，是人出生之后，得自饮食，由脾胃运化来的水谷之精。这两种精气互相补充，共同成长。先天之精不足，对后天之精的吸收利用就弱；后天之精匮乏，先天之精得不到及时足量的营养，也会出现发育不良。

　　老太爷传给后代的产业、精神，需要后代不断发扬光大；后代的发育成长离不开老太爷的基础。这是相辅相成的，如果出现一个败家子，什么产业也会败坏精光；如果出现一个有为后代，通过自己的努力，改变了整个家族，也是常有的事。

　　精，来自先天，壮大于后天，一个人，秉受父母精气，又依赖后天水谷精微的充养，成长壮大，然后再生成自己的后代，代代繁衍，这就是肾藏精的主要意义，所以，肾主生长、发育、生殖。

2016 年 3 月 30 日 21：08：26

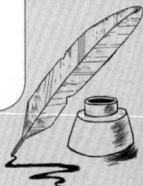

微中医 *279*

藏象（二十一）——肾（3）

老太爷肾的另一个功能是主水。

人身体的大部分是水，人可以几天不吃饭，但几天不喝水是不行的。为了健身，我们经常提倡辟谷，几天不吃饭，消耗掉身体内多余的热量，以免这些热量在体内蓄积生毒。但是，没有人提倡辟水。

我们的身体就好像是泡在水里一样。水滋润全身，血的流通，气的运行，精的转化，都是在水里进行的，唾、涎、涕、泪、汗、大便、小便，也都是水生成的。

正常情况下，水由嘴喝进，在脾胃的运化作用下，上输到肺，由肺布散全身。这好像没肾什么事。其实不然，由肺布散到全身的水，还需要肾的蒸腾气化。这个蒸腾气化，有点像一个锅。锅里加满水，如果不烧火，水是不会开的，也不会产生蒸汽。如果烧火加热，水慢慢地开锅沸腾了，生成水蒸气，弥漫升腾。肾就是这个锅，而锅底下的火，就是肾气。肾气不足的人，经常见的症状就是水肿。也就是锅底下火力不足，烧不开水，水无法气化，就在身体各处蓄积下来了。

这就像老太爷一样，家里年轻人在外挣钱挣物，什么也往家拿。老太爷需要检查，把关，正道来的，入账，全家支配；不是正道来的，家里不需要的，他老人家会拒绝入账。哪里来的送回哪里去！避免了年轻人惹祸，生事。

肾的主水功能就是这样，依靠肾气的蒸腾气化，将水液蒸化为精气，发挥各种生理效应，蒸化后的混浊残渣，变为汗液、尿液，排出体外。

2016 年 3 月 31 日 21：08：52

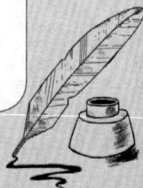

微中医 *280*

藏象（二十二）——肾（4）

肾主纳气。纳是固摄，是收纳，气是呼吸。

这也是老太爷的能力。一个家庭，如果家里有位德高望重的老太爷坐镇，无论子孙走多远，就如放出去的风筝，飞多高也是有根丝线牵着的，逢年过节，老人生日，不论千万里，都是要奔回家的。那是人的根啊，有老人在，每个游子都会心不慌，行不乱，家是游子的主心骨，家是游子的避风港。

反过来，如果家里没了这位老太爷，风筝没有了牵着它的那根线，那么，它就会随风飘去，越去越远。没有了老人的年轻人，不再有家的牵挂，对于故乡的感觉越来越淡，渐至慢慢淹没。

肾老太爷所纳的呼吸之气，如同游子，如同风筝，呼吸之气由肺所主，但其根在肾。肾气充实，呼吸有根，吸进有力，呼出畅快；肾气虚弱，呼吸无根而漂浮，吸进无力而气短，呼出不畅而胸闷。

健康的人感觉不出肾的纳气。而肾气虚弱的人，常见精神萎靡，呼吸短促，那种气喘吁吁，虚浮无根的感觉是非常明显的。这就是"肺为气之主，肾为气之根"。

2016 年 4 月 1 日 21：09：09

微中医 *281*

寒食节

寒食节，是去岁冬至后第 105 天，又称"禁烟节""冷节"。一般是在清明前一两天。

寒食节的起源，历史清晰地流传下来，是为了纪念春秋时期晋国介子推。介子推忠君爱国，功不言禄，功成隐退，至死不妥协，这个形象可能是中国人几千年来的一种理想，一种期盼。一个忠臣，建立了卓越功勋，或大大有恩于君主，功成后却被君王忘记了他的功劳，于是，羞愤，怨恨，继而愤慨，你不赏我，我还不稀罕了呢，于是，背着老母亲上山了，宁被烧死也不下山。

后人敬佩这种耿介正直的精神，于是，在他被烧死的这天不动烟火，吃冷食，是一种纪念。

但是，我们所有的传统节日，无不与气候、饮食、养生有关。寒食节这几天，是冬至后第 105 天，春分后第 13 ～ 14 天。冬至一阳生，至春分，阴阳平均，但毕竟是从寒向热、由阴向阳的转化，春分后虽然阴阳势均力敌，但阴气最后一搏，残灯复明特别亮，所以，每年到寒食、清明这几天总是阴雨寒冷。为什么天气寒冷，反而还要冷食呢？

此时因为阳气的升发，人容易上火；阴气的强烈镇压，人又容易伤寒。身体阴阳不平衡的人不好适应这种剧烈的变化，就容易发生问题。这个时候，适当清冷饮食，约束阳气的升发，使不太过；助益阴气的退却，使不骤消，是使身体和平过渡到

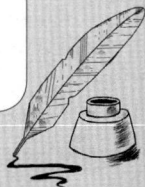

夏日的一种高明的平衡之术。

2016 年 4 月 3 日 21：01：54

微中医 *282*

清明

　　清明节，是中华民族的一个大节，祭祖，踏青，植柳，放风筝，荡秋千，吟诗作赋……是寒冷的冬季过后人们户外活动最多的一次盛典。作为二十四节气之一的清明，倒显得不那么重要了。但是，在二十四节气里，清明承前启后，也是有着显赫的位置的。

　　清明，太阳黄经 15°，正是新的一年的初始。在初始阶段，气候由寒转温，阴阳相争，此胜彼衰，所以，"二八月，乱穿衣"。清明过后，阳盛阴衰，气候温热，就正式进入夏季。

　　上一篇最后一句，说到寒食节寒食，有一定的养生意义，不单单是为了纪念介子推，而是在这个特定的季节里，对我们的身体的一种独特而又高明的平衡之术。平衡，是全部中医思维的基石。所有的生理的、病理的过程，都是阴阳的平衡和失衡。平衡，是生理，是健康；失衡，是病理，是疾病。

　　我们的身体在几万年的进化过程中产生了强大的自稳能力。在不同的季节，不同的气候条件下，都有自然的维持平衡的内部机制和同外部条件相适应的能力。

　　所以！！！养生最主要的、最基本的要求，是顺应自然。春夏秋冬，寒温不同，气候各异，顺之则苛疾不起，逆之则百病丛生。

　　　　　　　　　　　　　　　2016 年 4 月 4 日 21：45：26

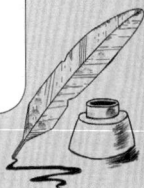

微中医 *283*

藏象（二十三）——肾（5）

肾，在志为恐，在液为唾，在体为骨，主骨生髓，其华在发，开窍于耳及二阴。

恐是惊恐，惊惧。肾主藏精，精气旺则人心气足，心气足则人胆大。肾精不足，精气不能充养心神，则人惊恐不安。

唾为口腔津液，生于口而来源于肾。肾精足则口中津液充，肾精衰则口腔津液亏。唾源于肾，又能滋养肾。导引家常有叩齿生津、咽津补肾法。具体是舌抵上颚，鼓漱叩齿，待口中津液满溢，徐徐咽下，以意送入下丹田。此法久行，有补肾益精之功。

骨髓生于肾精。肾精足则骨髓充，骨髓充则人强健。老年人肾精衰微，骨髓枯竭，骨松而痿软，腰弯腿弱。齿为骨之余，故老年人肾精不足而牙齿脱落。

发为血之余。精能生血。精足则血充，血充则发密而泽。肾精衰则血亏，血亏则发枯而落。看看一些中老年人的牙齿和头发吧，很能说明问题的。

耳司听。听觉敏锐者肾精旺，听力下降、耳鸣、耳聋者肾精亏。二阴司排泄。大便、小便的排泄，开阖有度，是肾气充足。肾气虚，开阖无度，则大便溏泻，小便频数，甚至遗尿。

人一身之功能，赖肾精之充养，肾气之控摄。所以，肾气是人一身阴阳之根本。犹如一个家庭，老太爷健康硬朗，则阖家畅顺，兴旺发达；老太爷风烛残年，自顾不暇，则全家散乱，离心离德。在一个家，离破败不远；在一个人，则离归天不远矣。

2016 年 4 月 5 日 21：33：24

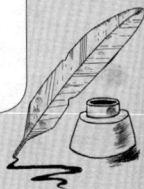

微中医 *284*

藏象（二十四）——胃（1）

胃是家里的综合仓库。

我们的消化系统，从口腔开始，到肛门结束，就是一根管子。这根管子有粗有细，胃是最粗的地方。毕竟不粗不大，盛不了许多东西啊。

所以，胃的主要功能之一，就是受纳。受是接受，纳是容纳。我们吃饭，口腔咀嚼，舌头搅拌，食管仅仅是个通道，而胃就是个大仓库了，而且是个综合仓库。

我们吃的各种食物、饮料、水果、蔬菜，都是先由胃接受，容纳下来。就像秋天打下各种粮食，先搬来家，放在院子里一样，如果放在外面，会招小偷的。

放在院子里的粮食不会长时期地堆在那里，该晒干的晒干，该晾透的晾透，该去皮的去皮，该脱粒的脱粒。这些个事情，也是胃的工作。

胃的第二个功能就是腐熟。

由口腔传下来的各种饮食，有粗有细，有软有硬。如果是吃饭快的人，大多数到了胃里的食物都基本上还是原来的样子。胃就需要把这些食物研磨，熟化，变成可以吸收的食糜。

2016 年 4 月 10 日 21：22：22

微中医 285

藏象（二十五）——胃（2）

晒干了，晾透了，去皮去糠去了秕子的各种粮食，不能长时间放在院子里，要各归各的地。小麦放缸里，玉米放囤里，芝麻、小米装坛子里。

秋天过后，地净场光，院子里也光亮亮地，而仓里、囤里、坛里、罐里则满满地了。收获的粮食从地里、场里收到院子里，再从院子到仓里、囤里。这个过程，是一步步由虚到实，再由实到虚的过程。

这也是胃的一个最重要的功能特点，实而不能满。

一顿饭吃饱，一般一个小时左右，就不再有饱胀感，如果饭后几个小时，胃里还有饱胀感，那么，这个胃有问题了。吃饱了，是实；实后一定时间，仍然饱胀，甚至打嗝，就是"满"了，"满"是胃中食物过多，转不动了。就好像院子里放的粮食太多，人转不动身子，怎么去剥皮、晾晒？堆久了，再有个阴雨天，发芽的发芽，发霉的发霉了。

这就是"实而不能满"，所有的养生之谈，没有一个是让人餐餐吃饱的，都是提倡六七成、七八成饱，就是这个缘故。只要做到"实而不满"，胃受纳从容，腐熟快捷，胃里的食物不发芽，不霉烂，即为全身提供了良好的营养，又不伤胃气，自是长寿之道。

2016 年 4 月 11 日 21：19：37

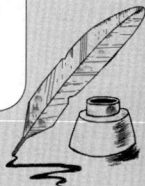

微中医 *286*

藏象（二十六）——胃（3）

胃还有一个重要的功能特点，就是以降为顺。

降是和降，降下。我们看啊，消化系统这个管道，有粗有细，从口腔到肛门，一路都是向下的。食物进入口腔咀嚼后，向下通过食道，入胃，胃腐熟后向下进入小肠，再向下进入大肠，然后向下排出体外。

这是一路向下的过程。胃在这个过程中，恰好处在一个中间位置。这是一个重要的承上启下的位置。这个位置的通畅，保障了上下的通畅；如果这个地方不通畅或者是堵塞了，那么，上面的下不来，底下的排不出，整个系统就瘫痪了。

所以，胃气以降为顺。保证胃气通降，一是饮食，就如上面说的，"满而不能实"，不使胃中实结不化，要时刻保持气机的通畅。人们经常有时候"被气得肚子鼓鼓的"，这就是气机郁滞，胃气不降，所以，肚子"鼓鼓的"，并且打嗝，嗳气，吞酸，这就是胃气不降反而上逆了。

我们的胃这个综合仓库、家庭大院，就是这样，可以暂时储存粮食，但不能长久放置，粮食来了，该晒的晒，该晾的晾，抓紧入库，倒出地来，还有新的粮食进来。这就是流通，这就是通降，这就是生机。

2016 年 4 月 12 日 20：58：30

微中医 *287*

藏象（二十七）——小肠

从胃向下，是小肠，小肠是个精细加工厂。

地里收获的粮食堆在院子里，去皮，晾晒后，需要进加工厂。花生、大豆类去榨油厂，小麦、玉米类去面粉厂。

在加工厂里，花生、大豆经过蒸炒、压榨等一系列复杂工序，生产出香喷喷的花生油和大豆油；小麦、玉米等淘洗干净后在磨面机里变成面粉、玉米粉。油和面粉都是我们生活中必不可少的。除了生产出这些我们生活的必需品之外，在生产过程中，还产生了一些粮食的渣子，这些渣子将送入大肠，进行进一步的分类。

小肠的这个功能叫"泌别清浊"。泌别，是转化、区别。清，是水谷精微；浊，是食物残渣。由胃输送下来的食糜，只是一种清浊不分的粗产品，如果要形成人的营养物质，就要在小肠进行细加工，通过"泌别清浊"，将精微和渣子区分开来。这个区分不是机械的，而是小肠在脾胃功能协调下的积极参与，是有许多的转化过程的。

为什么我们的小肠弯弯曲曲那么长？长有长的用处。这个精细复杂的加工厂，如果不长一些，如果和胃一样粗，和大肠一样短，如何"泌别"我们咽下去的各种粮食、蔬菜、水果、酒、水，等等？

2016 年 4 月 13 日 21：30：50

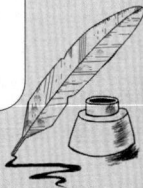

微中医 288

藏象（二十八）——大肠

食物在小肠"泌别清浊"后，水谷精微上输于脾、肺，由脾、肺布散全身，营养全身。其中浊的部分就下输大肠。

这些"浊"的东西，比较稀薄，如果大肠功能正常，就会吸收其中的大量水分，然后形成正常状态的大便，排出体外。如果大肠功能不正常，或者吸收水分过多，就会发生大便秘结；如果不能吸收水分或吸收较少，就会腹泻，轻则一日几次，不成形，重则一日几十次，水样便。这就是大便秘结或腹泻的原因。

不论是大便秘结或是腹泻，最后食物残渣总要排出体外，这些残渣不排出体外，在体内停留时间过久，就会形成一些毒素，这些毒素会弥漫全身，毒害全身。因此，人定期大便是十分重要的。

这个定期的排泄大便，就是大肠的功能：传导，接受小肠的食物残渣，化为大便，排出体外。这个功能不复杂，但需要场地宽敞，所以，人的大肠宽而短。

2016 年 4 月 14 日 20 : 54 : 47

微中医 *289*

藏象（二十九）——胆

　　胆是一个特殊仓库。这个特殊仓库只储存胆汁。

　　胆汁由肝之精气化生，储存于胆。肝主疏泄，调畅情志，又对脾胃的运化功能有重要的辅助作用，是家中长子，既是父母的精神依赖，又是弟妹的行为榜样，在中医称为"将军之官"。

　　胆汁既是肝之精气所化生，那么，胆汁对肝的功能必有重要的作用。这个作用既能增强肝的疏泄条达功能，又能协助肝的藏血。

　　胆，在《黄帝内经》中有主决断的功能，称"凡十一脏皆取决于胆"，这是和肝的疏泄功能分不开的。在日常生活中，"肝胆相照""艺高胆大""胆大心细""胆小如鼠"等俗语、成语，也说明了胆对肝的疏泄、对人的精神情志有重要的支持、支撑功能。

　　反过来，如果人的情志不畅，心情郁闷，则多见口苦、胁痛、胆囊结石等病症。所以，胆这个仓库，贮藏的是人的精神、胆略、意志。这个说法不为过吧？

　　　　　　　　　　　　　　　　2016 年 4 月 15 日 21：13：48

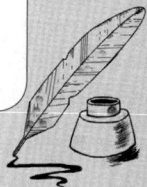

微中医 *290*

藏象（三十）——膀胱

膀胱是个地地道道的纯粹的仓库，只是这个仓库不是用来储存米面的，而是储存人体代谢中混浊不堪、难以再利用的尿液的。

尿液为津液所化。我们身体的津液在脾、肺、肾的共同作用下，其中的精微部分输布全身，化生为血液、唾液、精液以及各个脏腑间、肌肉骨骼间的津液，滋润、营养全身，而其中代谢产生的废料就成为尿液，储存于膀胱，最后排出体外。

尿液的生成，由肾气化而成，所以，肾是尿液生成的关键。婴幼儿肾气未充，经常有遗尿；老年人肾气衰微，气化无力，经常尿频、尿失禁或尿潴留。老年人的尿频、尿失禁、尿潴留，虽是小病，但令人十分痛苦。我经常遇到有些老年人来诉说，一晚上起夜五六次，甚至十几次，难以睡个囫囵觉；尿潴留更是痛苦，一天小便不出，小腹鼓得像个球，我们能够想象得出那种难受的滋味。

年轻时期过度的性生活是损伤肾气的主要原因。因此，为了老年时能够顺畅利索地排泄小便，应该从年轻时就注意节欲养肾，莫等老来后悔。

2016 年 4 月 18 日 21：01：48

微中医 *291*

谷雨

又是一个谷雨，依然是太阳黄经 30°，依然是春季的最后一个节气。年年谷雨，年年立夏，年年二十四节气依次来，依次去。

谷雨谷雨，有雨才有谷，谷赖雨水而生，赖雨水而长。雨水自天而降，挥洒大地，大地上万物在雨水的滋润下，蓬勃葳蕤，生机盎然。有句老歌词说"雨露滋润禾苗壮"，就是这个意思。

雨露霜雪，四季不同，春夏的雨露是万物的生命根源，秋冬的霜雪是万物的生命杀手。同是水气所成，何以功用殊异？

天上有一轮红日，温煦万物。太阳自冬至后由南向北，慢慢移动（其实是地球公转轨迹的南移），在我们北方，受太阳照射的角度在变化，地表温度上升。这就是我们北半球气温变化的根源。地球何以有如此的变化？没有谁能知道。宇宙生成，地球生成，就这个样子了，多少人穷毕生精力，寻根探源而不得，何苦呢？

生成地球万千生命的阳气，是水气温度变化的唯一根源。在春夏为蒸腾，在秋冬为寒冽。蒸腾化育万物，寒冽萧杀万物。

我们的身体内也有一轮红日，它就是肾中阳气。春夏，阳气蒸腾，水精四布，机体生气勃勃。然而蒸腾则易散易耗，故《黄帝内经》云"春夏养阳"，在满盛时节约使用，虚亏时方能泉源不竭，古人养生，意蕴深矣。

2016 年 4 月 19 日 21：04：46

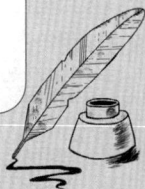

微中医 *292*

藏象（三十一）——三焦

中医常说五脏六腑，五脏是心、肝、脾、肺、肾，而六腑是哪六腑呢？上面我们说了胃、胆、小肠、大肠、膀胱，还有一个是三焦。

三焦是中医中经常提到的一个名词，但它又不像胆、胃等是一个具体的脏器，而是由上焦、中焦、下焦组合而成的，有人说它是"有名而无形"，有人说它是"脏腑之外，躯体之内"的一大"孤腑"。

我们不做详细的论证，在这里，只是告诉大家，三焦虽然没有具体的脏器，但它的功能是实实在在的，而且是身体上中下三部分脏腑功能的综合。我们平时常说的"上焦火""中焦堵了""下焦虚寒"等，就是说的这三部分的病变，而不是具体的某一个脏或腑的病变。

三焦的功能，《黄帝内经》说："上焦如雾，中焦如沤，下焦如渎。"雾，是布散，是宣发，指布散元气，宣发精微；沤，是腐熟，是运化，指腐熟水谷精微，运化精气；渎，是水道，是通渠，指排泄水液、糟粕。

三焦通利，元气上下通畅，气机和顺；三焦不利，水湿不化，糟粕壅积，诸证作矣。

2016 年 4 月 20 日 22：00：39

微中医 *293*

家和万事兴——脏腑间的关系

五脏六腑、四肢百骸、五官九窍、经络血脉——这些组成了我们的身体。

这个身体，是以五脏为中心，通过经络，连属为一个有机整体。这个整体，在生理上，大家互相帮助，又互相制约，没有哪一个脏腑能独立完成一种生理功能，比如最常用的说话，就需要舌、喉、肺、唇、齿的共同协助。而舌、喉等的正常功能既需要气的推动，也需要血的濡养，气和血又需要脾、心、肾等的化生、统摄；在病理上，互相影响，一处有病，会影响其他地方，比如感冒，开始是肺，如果迁延日久，则可影响到心、肾等。

这就如一个家庭，老太爷、太奶奶、父亲、母亲、子女，一大家子人，出出进进，每个人各司其职，尽心努力，是个欢乐温暖、和睦向上、生机勃勃的幸福家庭。如果有人心怀不满，挑拨离间，相互掣肘，或者家里有人生病，卧床不起，那么这个家庭就会失去往日的祥和而化生戾气，久了，这个家庭就离分家不远了。《红楼梦》中贾家那么显赫一个家族，不就因为子孙不贤而分崩离析，"呼啦啦如大厦将倾"了吗？

我们的身体，脏与脏，腑与腑，脏与腑，以及脏腑与血脉筋骨、五官九窍，也都是这样，"一荣俱荣，一损俱损"。

2016 年 4 月 22 日 21：22：10

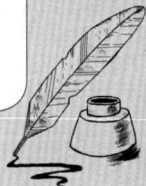

微中医 *294*

气血津液——气（1）

中医的藏象，大约如上，我拣了一些主要的，我们在自己的身上、在自己的生活中能够感受到的，就说这么多。下面说气、血、津液。

气、血、津液，是组成我们身体的基本物质，又是五脏六腑进行各种生理活动的物质基础。

气、血、津液，是推动脏腑完成生理活动的物质基础，同时，气、血、津液的生成、输布、流通，又完全依赖脏腑的各种生理活动。它们是密不可分的，合则为一体、分则为两类。

气、血、津液有一个共同的特点，那就是都是流动不居的。流动则活，有生机；凝滞则殆，生病证。从功能特点上再进一步分，气属阳，血、津液属阴。阳，温煦而推动；阴，厚重而滋润。血、津液的流行输布，依赖气的推动，气的推动力又须血、津液的滋养。

根据这些最基本的描述，如果还用一个家庭做比喻，那么，气、血、津液，大约相当于我们家庭中的经济收入。五脏六腑既是家庭成员，也是家庭经济收入的主要来源，是他们在外面的努力工作才维持了家庭的运转，而家庭经济收入也是他们工作的基本物质保障。

在前面"微中医 67.整体观念（3）"中，我曾说到，"气"在中医是一个概念最复杂、使用频率最高、涵盖内容最广泛的"字（！）"。之所以加了双引号，括号里又加了一个"！"，在这里，我只能用一个"字"来形容它。因为"气"的概念实在是太复杂了，正气、邪气、脏气、腑气、肝气、心气、寒气、湿气、药气、经气、痰气，等等，"气"的存在，无处不到。

在本部分内容里，我们只讨论作为"构成人体的基本物质"的"气"，其他的，留待以后。

2016 年 4 月 24 日 21∶28∶11

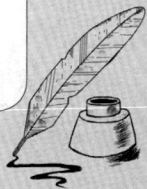

微中医 295

气血津液——气（2）

当前中医药大学通用的《中医基础理论》中对"气"的概念是这样的："气，是不断运动着的具有很强活力的精微物质。"其实，这是一个受现代科学意识强烈束缚的概念。

现代科学认识事物，穷本究源，总要有物质的基础存在，从分子、原子、电子、质子、基本粒子，到夸克，总是要有物质的基础。但是，在这个世界上，总有些东西，目前的科技水平还没有找到它的物质存在，但它又实实在在地存在着。比如生命的起源，比如现实生活中的一些"神秘"现象（如气功、催眠术等）。这些就是"气"的某种表现形式。

我还不能给这个"气"做出一个准确的概念，但我知道它的存在。要想很好地把握中医，就必须离开现代科学的一些束缚，从太阳、天、地、阴阳、气的角度去理解一些问题。这是我们东方传统文化的精髓。

好了，回到我们的身体上来。在我们的身体上，"气"是构成人体的最基本物质，又是维持人体生命活动的最基本物质。

我们的身体，无处不是"气"。"气聚则形成，气散则形亡"。父母精气聚合，化生一个新的生命，在后天水谷精微的滋养下成长壮大，到老了，形体衰惫，气散而亡。一个临终的人，气息微弱，渐至久久一息，最后一口气下去，再不复返，我们知道，这个人走了。呼吸之气不再复返，周身之气散而不聚，生命终结了，剩下的只是一堆朽骨腐肉而已。

　　这就是"气"，但这不仅仅是呼吸之气。人在母腹中时，没有呼吸，但有生命，是因为有"气"。人将终之时的呼吸之气，是周身之气的最后表现。

　　　　　　　　　　　　　2016 年 4 月 25 日 21：10：22

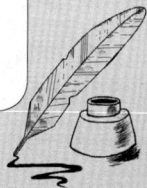

微中医 **296**

气血津液——气（3）

本篇讲气的生成。

气，这种组成人体的具有极强活力的不断运动着的精微物质，在人的生命之初，是父母精气合成，形成一个新的生命，这个新的生命秉受父母之精，开始成长。

父母精气合成新生命之后，这个新生命便有了自己从外界吸收营养的能力，形成自己的生命活力，这种活力就是气。新生命体内的气在母亲气血的供养下，推动这个新生命生成五脏六腑、血肉骨脉、肌肤四肢，至怀胎 10 月，呱呱坠地，一个新生命诞生了。

既生之后，或食母乳，或食水谷，加上自然界的清气，在肺、脾胃、心、肾等的共同作用下，形体渐渐长大，气血也越来越充沛，一个健壮的小伙子或美丽的大姑娘就出现在人们面前。

气不断生成，又不断被消耗，也继续被补充。这个过程，是由五脏六腑共同完成的，这是一个复杂的过程，大致是饮食入胃，由胃腐熟，小肠泌别清浊，清者精微由脾上输至胸中，混合肺呼吸来的自然清气，再由脾、肺通过血脉、经络输布全身。这其中脾胃的作用是尤其重要的。

前面说过，脾胃的主要功能是运化水谷精微。水谷精微的主要作用就是全身生理功能的能量来源。所以，我们说：脾胃为气血生化之源，后天之本。

水谷精微来源于饮食。大家都有这个感觉，肚子饿了，身上没力气了，吃饱了，身上又鼓鼓地满是力气了。这就是《黄帝内经》上说的："人受气于谷""故谷不入半日则气衰，一日则气少矣"。

2016 年 4 月 26 日 21：31：32

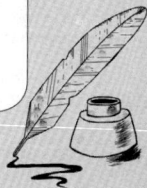

微中医 297

气血津液——气（4）

本篇讲气的功能，气有五种生理功能。

第一个，推动作用。我们人体的各种生理活动，不论是内在的新陈代谢，还是外在的走、跑、跳，说、唱、笑，都需要气的推动。一个人，早饭后干了一上午活，累得"说话的力气都没有了"，就是气不足，不能推动了。

气的推动作用，更重要的表现为一个人的生长壮老已。人出生之后，依靠气的推动，五脏六腑功能逐渐完善，身体逐渐长大；中老年后，气衰力乏，推动无力，人慢慢衰老，直到生命终止。

病理情况下，疾病多是因为气的功能障碍。气不足，推动无力则机能减弱；气行不畅或郁滞不行，推动受阻，则出现瘀滞、积聚。

第二个，温煦作用。气性质属阳，能维持全身恒定温度，以维持正常的生理机能。身强的人气旺，耐冬不耐夏；体弱的人气弱，夏天不热，冬天特别怕冷，甚至冻伤手脚，就是因为气不足，不能温煦肢体，所以易被寒邪伤害。

第三个，防御作用。防御是指防御外邪的侵袭。就好比国家的军队，在边疆站岗巡逻，以防外敌侵略。正气充足则邪不伤人；正气不足，则易受外邪侵袭。《黄帝内经》上说的"正气存内，邪不可干；邪之所凑，其气必虚"，就是这个意思。那些体质虚弱，经常感冒的人，就是"其气必虚"。

2016 年 4 月 27 日 21：10

微中医 **298**

气血津液——气（5）

气的第四个作用：固摄作用。固是稳固，摄是提摄。

所谓固摄，一是对血、津液的约束调摄，使之正常流通，而不是没有节制地妄行或瘀滞。比如我们的出汗，是正常生理情况下的散热，是在气的作用下发生的，气虚了，对汗不能约束，就会发生多汗、自汗。又比如小便，老年人肾气虚，控摄无力，小便频数，尿失禁。还有唾液、精液、月经、带下、大便，等等，都需要气的固摄。

二是对体内脏气的举托、固定作用。气虚的人容易发生脏气下垂，如子宫下垂、直肠下垂、肾下垂等，多是因为气虚，举托、固定无力而下垂的，通过补气升提就可以使之恢复。

固摄和推动是相辅相成的，无推动就没有生命活动，无固摄生命活动就不会持久有序。固摄属阴，推动属阳，阴阳相济，生机勃然矣。

2016 年 4 月 28 日 22：02：14

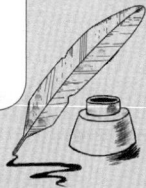

微中医 *299*

气血津液——气（6）

气的最后一个作用是气化。

这是一个较为复杂的作用。化，是转化。转化什么呢？人身体内的精、气、神、血、津液以及各种生理功能，都是在气的运动过程中转化产生的，这个运动的转化产生过程，就是气化。

在我们的身体内，气化无处不在，无时不在。有气化则有生机，气化息则生命亡。

这是说一个大概。前面经常提到，气是一个家庭的经济收入。今天说到这里，大家想想，这个气，是不是像极了家里的钱？

首先，气的生成是先后天的精微在五脏六腑的作用（气化）下生成，家里的金钱是不是也是靠大家共同努力挣来的？

气的作用有推动、温煦、固摄、防御、气化，家里的金钱难道就不是这些作用？一个家庭，家里没钱，怎么过日子？家徒四壁，寅吃卯粮，在这样的家中生活，谁还有生活的兴趣？

家里有钱，可以激发大家生活的兴趣，这不就是推动作用？

家里有钱，可以买米买面，可以买衣穿，这不就是温煦？

家里有钱，人心就有凝聚力，家庭成员就听指挥，从分配，各司其职，各尽其能，这不就是固摄？

家里有钱，实力雄厚，家庭成员团结一心，有谁敢来欺负咱？这不就是防御？

　　家里有钱，日子会越过越红火，今年种 10 亩地，开一个商店；明年种 30 亩地，开两个商店，把买卖做到北京上海去，家庭的积累越来越大，日子越来越兴旺。这就是气化！

　　钱，钱，钱！钱不是万能的，但一个家庭，一个人没有钱是万万不行的。

　　在人体，气是万能的，没有气是万万不行的。有气则生，气散则亡。

2016 年 4 月 29 日 21：38：29

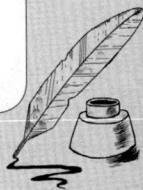

微中医 *300*

劳动

今天五一劳动节。晚上看电视，怎么感觉好像只有工人、农民才是劳动者？

其实，没有不劳动就能活下去的生命。小草不进行光合作用，能长出绿叶，开出鲜花？蚂蚁不搬运食物，能耐过严酷的寒冬？蜜蜂不采花蜜，能酿出甜美的蜂蜜？说到我们人，所有的工作都是劳动，作家写作，医生看病，工人做工，农民种地，领导管理，学生上学，无不是劳动啊！

简直可以说，劳动就是生命。

但是，劳动有主动与被动之分。主动的劳动是热爱生命，被动的劳动是消耗生命。主动的劳动者，向往劳动，在劳动中获得快乐，享受幸福。被动的劳动者，厌恶劳动，认为劳动是种负担，是个累赘。有个笑话说，有个懒人，老婆要出门，给他烙了个饼，中间钻个洞，挂在他的脖子上，让他低头能吃到。可是，过了几天回来，男人饿死了，那个饼只被吃了胸前的一部分，男人连动手转一转的劳动也不做，活活饿死了。

可见劳动真的就是生命。喜欢劳动的人快乐，幸福，长寿；懒人没有快乐、幸福可言，如何能够长寿？前些日子有位同学过来聊天，说起自己在家是个全能手，所有的家务全包揽。这同学说起这些，脸上无一丝为难，反而是一脸的祥和、满足。我想，这同学想不长寿都难。

三国名医华佗有句名言："人体欲得劳动，但不当使极耳。

动摇则谷气得消，血脉流通，病不得生。譬犹户枢不朽也。"过度的劳作会过度消耗气血，也是会伤害身体的。适当的劳动，谷气得消，脾胃有水谷精微可化，气血源源不竭，自然血脉流通，病不得生了。就像老家里的门轴，整天转来转去，有哪个虫儿敢去啮噬？

2016 年 5 月 1 日 21：26：44

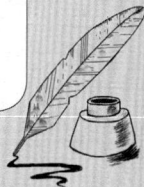

微中医 *301*

气血津液——气（7）

关于"气"，最后再说一点，"气"的分类和分布。

气，在整体上，是肾中精气、水谷精微、呼吸清气所组成，在肺、脾、肾的综合作用下生成，分布全身，无处不到。具体而言，根据各自分布部位、作用的不同，又有不同的分类。

元气：这是我们身体中的根本之气，生命之气；主要是肾中精气，藏于肾中，依赖水谷精微不断补充；是我们生命活动的原动力。

宗气：积于胸中，由呼吸来的自然清气和水谷精微结合而成，灌注于心肺之血脉，推动呼吸，运行气血。

营气：来源于水谷精微，与血并行脉中，主要是营养和化生血液。

卫气：也是来源于水谷精微，但卫气运行于脉外，流布全身，性质"剽疾滑利"，有抗御外邪，温养脏腑，调控汗液等作用。

前面说过啊，在中医，这个"气"是最为复杂的一个词，我们拣最主要的说这些，要理解好这个气，除了熟悉中医基础理论，还要在大自然中，在自己的日常生活中细细揣摩、感知，有些东西，真的是"只能意会，无法言传"的。

2016 年 5 月 2 日 21：23：13

微中医 *302*

气血津液——血（1）

昨天关于"气"的最后一篇，弄晕了不少朋友。没法子，姑妄看之吧，慢慢看多了，会理解这些的。今天我们讨论"血"，这一节简单，也好理解些。

血，是在脉管中流动的赤色液体。这个血和我们见到的血是一回事，比那个朦胧神秘、不可捉摸的气好理解得多了吧？

但是，中医的这个血，不完全等同于西医解剖学上的血液。在中医理论中，有个重要的概念，叫"精血同源"，是说人体的精气和血同一根源，而且可以互相转化。也就是说精可生血，血可化精。

这是血生成的基础。血最重要的来源，还是水谷精微。经常饮食不好，营养不良的人会发生贫血，面色萎黄，精神不振，就是身上的血亏了。

水谷精微化生为血，是个复杂的生理过程，在气的推动下，饮食入胃，小肠泌别清浊，清者上输，肺气宣发，入脉中，化为营气，与脉中津液合为血。

在这个过程中，脾的运化，肝的藏纳，心的主持，肺的敷布，肾中精气，都在一个统一、协调的生理过程中，发挥作用，从而生成血，并且维持血在脉中正常运行，灌注周身。

2016 年 5 月 3 日 21：39：16

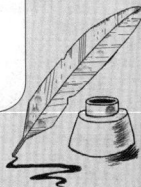

微中医 *303*

气血津液——血（2）

前面我们把气比作家里的钱，那么，血是什么呢？钱可以是一沓厚厚的纸币，也可以是一个薄薄的卡片。但是这个卡可以买来房子，买来车，买来能买到的任何东西。

这么看来，钱和气真的是很相同的，气看似无形，但在我们的身体上，又是无处不在，不可须臾或缺的。那么血呢？血是有形的，赤色的，在我们的脉管中昼夜不息地流动，并且也是所有人不能缺少的。那么，家里的什么是这样的呢？

粮食。只有粮食有这些特征。血是由水谷精微化生的，水谷精微的化生是五脏共同努力的结果，反过来，又营养五脏，支持五脏完成各种生理功能。

家里的粮食也是这样的，是由干活的壮劳力们辛苦收获的，同时，家里的大人孩子每天都必须吃饭。

这就是血的功能，滋润和营养全身。

2016 年 5 月 4 日 21：21：42

微中医 *304*

立夏

去年《微中医》谈过立夏，刚才翻看了一下，觉得意犹未尽，再拿这个题目来做一期。

立夏，顾名思义，是夏天的开始。《黄帝内经》说："夏三月，此谓蕃秀，天地气交，万物华实。夜卧早起，无厌于日，使志无怒，使华英成秀，使气得泄，若所爱在外。此夏气之应，养长之道也。"

蕃秀，是植物生长茂盛。夏天阳气隆盛是植物生长的基本保障。阳气盛，雨水多，水气在阳气的蒸腾下，上下反复，灌溉大地，这就是"天地气交"。因为"天地气交"，所以"万物华实"。

生长在天地之间的我们，顺应自然之道，"夜卧早起，无厌于日，"这是顺应；"使志无怒"，怒则郁结，郁结不畅，就不能让身体生长发育，也就不能"使华英成秀"，夏天"华英"不能充分发育生长，那么，到秋天只能是个秕子了。

这就需要"使气得泄"，充分地舒展，就像喜欢的人或东西在外面而不是在家里，所以，要出入流畅而不阻塞。

这就是夏天。夏天是生长，是阳气的振奋。振奋要有根基，所以，"春夏养阳"。养，是培补，是爱惜，是不滥用。

2016 年 5 月 5 日 21：10：15

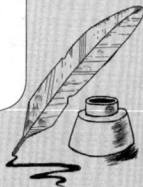

微中医 *305*

气血津液——血（3）

血是粮食气是钱。粮食可以换钱，钱能买来粮食。

血的生成和运行依靠气的推动，气的不断消耗，不断新生，需要血的不断供应。

气和血，就是这种互相依赖的关系。

血在脉管中的运行，必须有气的推动。就好比暖气管道中热水的运行，要有个泵，没有这个泵，水在管道里是不会流动的。不流动的水是死水，不流动的血是瘀血。常见到各种瘀血的现象，如皮下一块块的青紫，小腿的经脉曲张，紫暗的舌头，以及各种脏器的瘀血，有很多都是因为没有了气的推动。

气对血的运行，不仅仅是推动，还有一个约束。血在脉管中运行，不是随意的，更不是想到哪到哪，想跑多快跑多快，要有一定的方向、速度。慢了流不动是瘀血，快了就容易冲出脉管，发生出血了，好比水渠里的水，水多了会溢出堤坝，水猛了会冲垮堤坝。许多出血，如胃出血，牙龈出血，小便大便带血，脑出血，女性的月经过多，多是由于气的约束无力造成的。

气和血，钱和粮食，就是这样互相依赖，互相制约，互相补充。这叫："气为血之帅，血为气之母。"

2016 年 5 月 6 日 22∶03∶13

微中医 *306*

气血津液——津液

津液，是我们身体内一切正常水液的总称。津液必须是正常的啊，但我们体内经常也会有一些不正常的水液，如腹水、胸水、痰液等，那可不叫津液。

津，是水液中较清稀，流动性大的部分；液是稠厚些，流动性小的部分。津液的生成和血的生成基本相同，也是脾、肺、肾等脏腑共同合作，完成整个津液在体内的生成、流动、输布、排泄的生理过程。津液的组成主要是我们饮入的水，但水谷是不可分割的，津液中也含有谷类食物中的精华，不然，津液无法完成对身体的滋润、濡养作用。

我们的身体将近70%的重量是水。水是生命之源。毛主席说"水利是农业的命脉"，我们身体中的水也是生命的命脉。

水液在体内的运行也需要气的推动和固摄。气虚的人多汗，肝、肾功能异常可出现水肿、胸水、腹水，体热的人多汗，肾虚的人多尿，都是因为水液的运行异常。

气是钱，血是粮食，津液是什么？大约像谷类中的芝麻、花生、核桃，油脂多，能濡养，能滋润。

2016 年 5 月 8 日 21：33：34

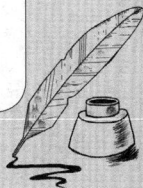

微中医 *307*

经络（一）

在《微中医》里讨论中医基础理论知识到现在，我遇到了一个非常困难的问题，就是这个经络。

如何让大家感受到经络的确实存在？如何讲清楚经络的道理？如何让大家接受在现代解剖学上找不到经络的客观存在的现实？

难，真的很难。

但是，无论怎样难，这是个绕不过去、不能绕过去的话题。学中医，前面我们说过，金木水火土五行，可以绕过去，可以不理睬它，但经络不行。因为它是中医理论的重要组成部分，舍弃了经络，整个中医理论就讲不通了。曾有位前辈名医说过，学中医不懂经络，无异于"盲人骑瞎马，夜半临深池"。可怕不？想想是可怕极了。

所以，我尽量把经络理论说个清楚。

经络，是运行气血、联络脏腑肢节、沟通上下表里内外的通路。重点还在运行气血，运行气血中又重点是运行"气"。

前面我们说"气"是无形的，但"气"是确实存在的，它是组成我们身体的重要的精微物质，是支持全身各种生理活动的基础物质，有气则生，气散则亡。既然气是无形的，它的通路为什么就一定要有形呢？

现在有许多人试图通过现代科学的手段寻找经络的现实存在，我认为这是徒劳的，枉费心机，枉花经费。经络如血管、如神经的存在是没有的，也许在许多年后科技水平有了更高的发展，对世界的认识有了更先进的手段，一如科幻小说《三体》的那个时代，人们会找到经络的客观存在。

2016 年 5 月 9 日 21 : 27 : 47

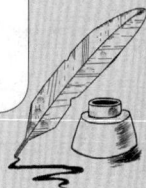

微中医 *308*

经络（二）

气是家里的钱。

钱，是家里能挣工资、能做买卖的人赚来的，汇拢到家里，然后，再通过购买各种生活用品花出去，这就是流通。

这种流通过程有一定的可见的通路吗？没有。我们过日子，有谁家是一定把每一笔钱的来龙去脉都搞得清清楚楚的？但是，钱实实在在地流通着。

气，在我们的体内，也是这样的流通。并且，这种流通是有一定的路线的。这个路线，就是经络。

经络，在我们的身体有细致而规范的路线。经，是主干道，有十二正经；络，是支干道，有十五络。

还有经络上的穴位。

穴位，是道路上的集结点、转运点、交接点。全身穴位三百多，譬如陆地上的许多车站、旅馆。流动的人、货在这些地方集结、转运。

家里钱的流通，就如气的流通，虽无形，但实在。

2016 年 5 月 10 日 21：50：37

微中医 *309*

经络（三）

　　我们不再纠结经络、穴位的有形无形，不再纠结经络、穴位是神经还是化学物质。我们的古人在漫长的生活中发现了经络，认识了经络，并且千百年来有效地指导了我们的医疗实践，就足以说明它的合理性、实在性。

　　只有这样认识中医，才能很好地把握中医。愚钝如我，三十余年的实践让我真切地理解了这些，相信大家在慢慢的学习中、生活中，也会更好地把握、理解这些的。

　　这几年，网络上有许多以经络、穴位为主的健身、治病的方法。如经络拍打，穴位按揉等。这些方法一般都会有效的，传统的八段锦、太极拳，就是调理经络、顺畅经络的方法。这些方法，都需要长期坚持，才会发生明显的强身治病作用，而且，一旦见效，往往比较持久，所以，不论选择什么样的健身方法，都应该持之以恒。

　　经络既是气血运行的通道，那么，它的通畅无疑是最重要的。

　　保持经络通畅的方法不外两种。一，气血自身的充足。气血充足，自然流通有力而不会发生瘀堵。比如汹涌澎湃的长江之水，是不会发生瘀堵的。合理的饮食，五味无偏，适当的体重，则气血化源充足而无瘀血痰湿的生成，气血畅而不滞；二，适当的运动。上面提到的太极拳、八段锦，以及瑜伽、跑步、走路，等等，举凡各类体育活动，无过无不及，都是保持经络

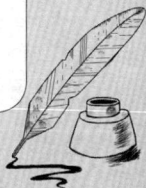

流畅的好方法。

2016 年 5 月 11 日 21：30：25

微中医 *310*

病因（一）——病因分类

正常情况下，我们的身体内部各脏腑间、脏腑与肢体、五官等以及身体与外界是处在一种动态的平衡状态中，这个平衡会随时被某些因素打破，又随时被恢复，这就是健康无病。

如果这个平衡被打破，身体不能及时恢复平衡，就会出现失衡状态，这个失衡状态就是疾病。打破这个平衡状态的因素就是病因。

对于我们的身体，能够破坏平衡，引起疾病的因素是多方面的。归纳起来，有三大类：一类是外因，一类是内因，还有一类既不是单纯外因又不是单纯内因，叫作不内外因。

事实上，我们的身体有着强大的自稳能力，这种自稳能力，可以使我们在遭遇内因、外因、不内外因的破坏时，能够及时祛除这种病因，使身体恢复平衡；只有当病因强大（如突然遭遇严寒或是酷暑，刀枪伤害，跌仆损伤，或是强烈的精神刺激等）或者是身体的自稳能力不足（自身正气不足，就好比一个弱小的国家，无论谁都可以欺负一下的），不能恢复平衡时，才有可能发生疾病。

2016 年 5 月 12 日 21：18：03

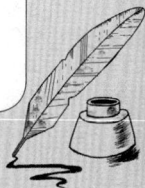

微中医 *311*

救救孩子（一）

　　我们不得不先放下刚开始讨论的病因。因为，有一件更重要的事情，需要在这里大声疾呼。虽然《微中医》势单力薄，人微言轻，但我还是要大声疾呼：救救孩子！！

　　今年元旦开始，国家放开生育二胎，适逢其时的三四十岁的年轻妈妈们多数怀孕了。但是，近些日子来，几乎每天都有来门诊治疗滑胎小产、胎儿不发育的。一般是在怀孕两三个月时，无任何征兆而自然流产；有些是做 B 超检查，发现胎儿停止发育。3 天前曾有位患者说，她们单位 30 余个怀孕的，竟然有 9 个流产了！

　　这是个多么高的比率！这是件多么可怕的事情！

　　胎儿的孕育，自父母精血交融，形成胎芽，即全由母体孕育。肾气充沛是胎儿正常生长发育的基本条件，然后，冲脉血气旺盛，带脉约束有力，任脉任受承担，五脏六腑功能正常，才能让妈妈们完成十月怀胎，足月而产。

　　肾藏精。这个精，其中有部分生殖之精，专司孕育。肾中所藏精气，自人出生之后，即依赖后天水谷精微而逐渐壮大，至男女十二三岁，肾中生殖之精发育成熟。然后，男子精气溢泄，女子有月经；至 20 多岁，肾精成熟，阴阳和合，然后有子。胎儿既成，就须完全依赖母亲肾精滋养而发育生长。

　　冲脉为"血海"。女子以血为先天，行经，孕育胎儿，无血何以得成？

带脉如带，环束腰际，胎儿渐长，母腹重坠，赖带脉以约束，不至下坠早产。

任脉任受，承担，总任一身阴脉，女子妊娠，任脉是个总管。

肾、冲、带、任，任何一个地方的问题，都会导致胎儿发育不良或任受无力而堕胎早产。

2016 年 5 月 13 日 21：20：36

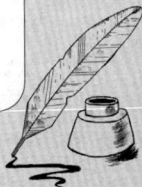

微中医 *312*

救救孩子（二）

　　肾、冲、带、任，四者之中，肾是关键。冲、带、任的功能正常必须依赖肾的功能正常。肾为全身先天之本，主藏精，主生殖、生长发育。肾以其独特的功能，历来肾无实证，就是说，凡是肾功能的异常，都是肾虚，或者肾气虚，或者肾阳虚，或者肾阴虚，或者是一个综合的肾精虚。因为肾的虚弱，精气不能敛藏，主生殖、生长、发育功能不足，才导致了女性的滑胎，以及胎儿的发育不良或停止发育。

　　那么，是什么原因导致了这些三四十岁的少妇们的肾功能虚弱了呢？这个年纪应该是肾功能最好的时候啊！

　　依照前面说到的病因理论，我们也将肾虚区分为内因和外因两大类。

　　内因：肾虚的内因，又有两般：一是先天不足，禀赋虚弱，也就是父母的原因，就生了这么个弱不禁风的林黛玉（估计，林黛玉如果和贾宝玉结了婚，看她那孱弱的样子，大约是生不出什么好孩子的）；二是后天耗用过度。

　　现在的生活条件是没得说了，年轻人结了婚，头一两年生一个孩子，然后一般不会再生第二个，虽说工作、生活压力大，但总是要休息的，所以，精力旺盛的年轻夫妇往往会有过多的性生活。但是，过度的性生活是耗伤肾气的元凶。凡是性生活，都是由肾气推动的，不论男女。推动过猛，用力过久，力气岂有不耗尽之时？现在常有三十几岁的年轻人来诉说自己肾虚，性功能不行的，这是根本的原因。

更重要的是，频繁的性生活，很容易导致怀孕。尤其是婚前性生活，避孕措施不恰当，很容易怀孕。怀孕之后，小孩又不能要，怎么办？只能流产。

但这个流产是最伤肾气的。植物开花结果，到一定时日，瓜熟蒂落，母子虽有离别之痛，但那是满足的痛。如果瓜果半熟或刚刚成形，人为地强行扭下来，对于母子双方，都是一种剧烈的伤痛。

我们人，一旦受孕，在肾气的调度下，全身立即进入紧张的应激状态，一切都为了保证这个胎儿的正常生长发育。现在突然强行排下，肾气以及全身突然从紧张状态进入松弛，原先做好的各种准备无处可施，就会使肾气发生空虚失调。就如一个人，做好了负重的准备，弓腰张力，全身肌肉收缩，突然加给他一副轻若鸿毛的负荷，很有可能，他会被闪个跟头的。

2016 年 5 月 14 日 21：12：36

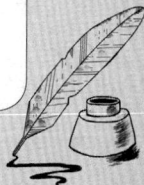

微中医 *313*

救救孩子（三）

　　除以上内因外，就是外因了。引起滑胎或胎儿不育的情况的外因有哪些呢？好像不需要我再一一罗列了，从开始写这个"救救孩子"，在微信上，在门诊上，许多人都在讨论外部环境的污染和饮食的污染，还有一个是转基因食品。

　　关于污染，我实在是不想再多说什么，对于转基因食品，倒是想多说几句。

　　转基因食品，是科学家们为了提高产量，增强动植物的抗病毒、抗菌、抗除草剂、耐旱涝等能力，利用现代高科技手段，将具有上述作用的动植物的 DNA 片段嫁接到普通动植物的 DNA 上，制造出具有上述作用的新动植物品种，用这类动植物加工的食品就是转基因食品。

　　转基因食品的安全性有许多争议，它会不会影响到动、植物的生育，会不会影响到人的生育，到现在没有确切的定论。但在许多地方发现食用转基因食品的一些动物出现明显的生长、发育异常。

　　那么，我们今晚讨论的滑胎、胎儿不育，与转基因食品有无关系呢？没有人能确切回答。

　　既如是，怎么办呢？如果转基因食品非生活必需，为了下一代的安全，我们为什么一定要吃它呢？

　　污染的大气、污染的水源，我们真没法子，但各种加工类食品，各种塑料、化学的生活用品，我们一定要使用吗？

2016 年 5 月 15 日 21：22：00

微中医 *314*

救救孩子（四）

下午来了一位女病人，32 岁。二胎怀孕两月，发现胎儿停止发育，遂做药流，后来门诊求调理。

适值不忙，我和这位病人做了详细交谈。她怀第一胎时，从开始就严格忌食各种加工类食品，顺利生产，健康活泼；到二胎，反而没有做到这一点，她反复问我是不是与这个有关。

这是个让我难以明确回答的问题。各种加工类食品，基本都有食品添加剂、防腐剂、调色剂，这些东西对胎儿可能会有一定的影响，但缺乏有力的证据啊。我们只好制定了几条，在再一次怀孕的时候，严格执行：

怀孕前半年，男方忌酒，忌烟。

从现在开始，忌食各种加工类食品（酱油、醋除外）。

水果、蔬菜必须是本土、应时的。

少去超市、大街等人多车多的公共场所。

喝水只喝自己烧开的白开水。

尽量吃非转基因食物，对于不能确定是非转基因食物的，尽量不吃。

这位病人体重超标。我在门诊经常发现体重超标的女性容易出现月经不调。肥胖，多见于脾虚，因体内湿气过重，痰湿郁阻胞宫，可以出现月经不调，经量减少，也可以影响胎儿发育。所以，我又为她制定了详细的减肥方案。

为了生育一个健康活泼的孩子，年轻的爸爸、妈妈们，忍

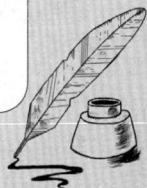

一忍，管住自己吧，自己的未来，祖国的未来，全在你们的身上了。

2016 年 5 月 16 日 21：38：35

微中医 *315*

救救孩子（五）

如果是因为性生活过度或是流产引起的滑胎或胎儿不发育，这是明显的肾虚，肾气虚，肾精不足，适当减少性生活，避免流产，这是基本的方式，中医治疗以补肾为主，六味地黄丸主补肾阴，金匮肾气丸补肾阳，都可酌情选用。

在月经后，中药调理以补血养肾为主，药用炙黄芪、当归、熟地黄、杜仲、川续断、桑寄生、女贞子、菟丝子、川芎、红花等；排卵期以温补肾阳，促排卵为主，上方加熟附子、桂枝、淫羊藿；排卵过后，如果有计划生育，则应安心静养，至行经期若已怀孕，仍以静养为主，若有滑胎或胎儿不发育史，可用炙黄芪、杜仲、川续断、女贞子、菟丝子、熟地黄等补肾益精，促胎儿发育。

如果长期食用垃圾食品以及转基因食品，这些都可归为邪毒伤肾，这些邪毒中，垃圾食品多属燥热，可以养阴滋肾，清热除燥，药用熟地黄、生地黄、黄柏、牡丹皮、薏苡仁、百合、黄精、萆薢、土茯苓等；转基因食品可能改变人体基因，其危害可归于使人肾精受损的范畴，治疗也以滋补肾精为主，重用熟地黄、黄精、天冬、山药、山茱萸等。

中医有个传统方剂：保产无忧散，药有当归、川芎、荆芥穗、艾叶、枳壳、黄芪、菟丝子、羌活、厚朴、川贝母、白芍药、甘草、生姜，可治疗胎动不安、胎位不正、难产等，有滑胎者可在怀孕后服用一周，有避免滑胎的作用。

2016 年 5 月 18 日 20：51：00

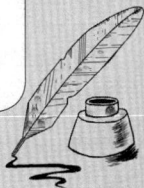

微中医 *316*

病因（二）——外因——六淫

继续讨论病因。

外因，自然是外部的，可引起身体平衡失调，产生疾病的因素。这些因素有风、寒、暑、湿、燥、火六类。

风寒暑湿燥火，正常情况下，是自然界的六种气候变化，在太阳温度的调控下，这六种气候变化随着季节的不同而变化，而这种变化，也正是大自然孕育万千生命的根本。所以，正常情况下的这六种气候变化，我们中医称为"六气"，大自然春生夏长，秋收冬藏，相应地产生风寒暑湿燥火，万千生命在风寒暑湿燥火中发育成长壮大，代代相传。

六气的产生不是均衡的，也不是固定不变的，有时过于强烈，有时还可能过于柔弱。过于强烈是谓太过，过于柔弱是谓不及。比如，夏天当热而热，但热得过重或持续时间太长，是太过；反过来，如果夏天当热而不热，或热的时间不长，是不及。

太过和不及，都是异常，都有可能对万千生命造成伤害，甚至是灭亡。过于严酷的燥热造成赤地千里，或是暴雨连绵，一片汪洋，颗粒无收的情况历史上是有记载的。

这种太过或不及的气候变化，中医称为"六淫"，是破坏我们身体阴阳平衡，产生疾病的主要外部因素，身体感受到这些异常气候变化，超出了我们自身的抗御能力，发生了疾病，这就是"邪气"，统称"外感六淫"。

　　还是拿家庭打个比方，一个家庭，突然发生意外，比如着火了，如果烧得不厉害，只是烧坏了几件家具，没关系，再买新的就是；如果火烧得很大，把房子烧了，房子里的东西都烧了，钱烧了，粮食烧了，那么这个家庭就面临灾难，自己翻不过身来，家庭原先的和平欢乐被破坏掉，这就是一个家庭的疾病了。

2016 年 5 月 19 日 21 ：20

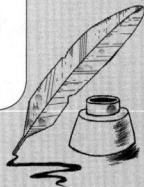

微中医 317

小满

今天下午和老伴打太极拳，打拳的地方对面是一片麦地，想起来今天小满，两人在地边摘了一个麦穗，搓了搓，还搓不下粒来，但是，入口嚼嚼，却是满口的小麦清香了。果然是小满，还不是大满，麦粒成熟还得半月。

小满，太阳黄经 60°，夏季的第二个节气。

小满时，夏熟作物正在成熟期，必须是阳气足足的，旺旺的，只有这足足的旺旺的阳气，才能使作物吸收足够的热量，才能发育成熟。

写到这里，我想起来上几篇讨论的胎儿发育停止，怀孕两三个月，也正是这个小满或者稍微开始"满"的时候，忽然停止发育，是不是也是阳气不足呢？回忆门诊见到的病人，真是多见肾阳不足，这就需要在临床治疗中重用温补肾阳了。

这个季节，由于阳气炽盛，雨水较多，人易发风疹瘙痒，皮肤起红色丘疹或斑片状皮疹，瘙痒。有时候越抓越痒，甚至搔至皮肤皮损流水。风热、湿热邪气浸入皮肤，郁阻皮下，气血不行，所以发生斑疹瘙痒。防风通圣丸是不错的治风疹瘙痒的成药，中药用荆芥、防风、蝉蜕、僵蚕、生地黄、薏苡仁、牡丹皮、徐长卿、黄柏、甘草等，效果都很好。

饮食必须注意忌食辛辣、海产、油腻厚味。

2016 年 5 月 20 日 21：18：27

微中医 *318*

桑椹

　　小满后，芒种前，正是桑椹成熟的时候。昨天在西山，路遇几棵桑树，见树上桑椹红红紫紫，停车采摘，边摘边吃。一直吃得口唇、两手乌黑。

　　小时候，这桑椹是我们的最爱。那时候，除了黄瓜、西红柿，也只有这桑椹是我们容易吃到的美食了。下午放了学，挎了篮子，名曰拔草，其实心早在桑树上了。钻到地里，哪里有桑树，早在心中，小伙伴们一集合，一溜烟跑到树下，手脚麻利的，三两下蹿到树上，大快朵颐，不会爬树的急得在地上直跺脚。

　　相传刘秀起兵夺天下，一日兵败，饥饿难耐，在一棵桑树下休息。一个桑椹掉落口中，香甜滋润，又无异味，于是上树饱食一顿。下得树来，对桑树说，待日后得了江山，一定封你为树王。及至打下天下，派太监捧圣旨去宣召，这太监晕乎乎的，错把椿树当成桑树，读了圣旨。自此，椿树志满意得，长得高大笔直；而桑树呢，因为生气而把肚子给气破了，过去地里的桑树，没一棵是笔直生长的，并且树干都是遍体树洞。可见这生气实在伤人不轻，没当上树王，倒也罢了，又把自己气成这个样子，想不开啊。

　　有诗一首写桑树：

　　　　热心救主忙一场，本期千年百树王。

　　　　也是命中不该有，何必恼怒破肚肠？

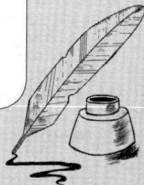

　　桑椹，性味甘寒，功能补肝益肾，滋阴润燥，乌发明目，可以生食，可以做成果酒（如我们这里做葡萄酒的做法），也可以泡酒，可以做醋，还可以煮粥。食用方法很多，贵在坚持，对于肝肾不足，须发早白，腰膝酸软，心悸失眠，头晕耳鸣，盗汗烦热等，都有一定的作用，只是性质寒凉，脾胃虚寒者不宜多食。

2016 年 5 月 22 日 21：38：17

微中医 319

病因（三）——外因——六淫之一：风

风为春季之主气。一年四季都有风，只是春天风多，风大。为什么春天多风？春天阳气升发，升发生风。有时候我们在院子一个角落生一堆火，一会儿可能就会出现一个个小小的旋风。去野地上坟，点了纸钱后也容易出现这种小旋风，这就是火能生风。火加热局部空气，导致这些热气上升，周围的冷空气进来补充，这是物理学上告诉我们的风的生成原理。空气的流动就是风，空气为什么流动？有压力；压力来自何方？温度差。这也是阴阳的运动变化。

风就是风，伤人则是邪气。风邪为阳邪，因为它动而不居（居则非风了），向上，向外，所以，属阳，而且它容易侵袭人的头面、肌肤。

风性善行而数变。善行是自然的，风不行就不是风了。数变，是变化快。风邪伤人，病位流动性大。例如风湿性关节炎，一会儿膝，一会儿肘，一会儿肩的，这就是风邪的善行流动，而且变化快，刚刚感冒，流鼻涕，打喷嚏，不多时发热了，又很快胸闷气喘了，这就是变化快。

风为百病之长。四季都有风，风又善行，所以，寒、暑、燥、湿诸邪喜欢和风一起侵袭人体，因为风能使肌肤腠理开泄，就像一群盗贼，有的善于开锁，有的善于搜寻，有的善于挖洞。风就是那个善于开锁的，锁开了，其他盗贼就能入室偷盗了。

2016 年 5 月 23 日 21：39：44

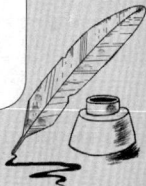

微中医 *320*

病因（四）——外因——六淫之二：寒

如果风邪是个善行数变、上蹿下跳的鼓上蚤时迁，那么寒邪就是心狠手辣、一味只知杀人的黑旋风李逵。

寒为冬令之主气，夏日虽是炎热，但也有寒邪，人从温度高的地方到温度低的地方，就容易感受寒邪。

前面我曾经说过，凡是感冒，多是受寒。这里，更正一下，凡是感冒，多是风寒。风为寒开门，寒入户盗抢破坏。

李逵和戴宗出发干事，李逵老实，因为戴宗老控制着他。如果李逵和时迁搭档，大约是没有干不出来的坏事。

寒为阴邪，易伤人阳气。感受寒邪，多出现畏寒喜温，肢体寒凉。因为阳气受伤，不能温煦。

寒性收引。收引，是收缩拘谨，不舒展的意思。冬天，我们从屋里出来，都是抱起胳膊，没有伸展四肢，大喊"好冷啊"的。这就是收引。

寒邪凝滞。这个更好明白，冬天河里水都上冻了，水库的水也冻了，大地千里冰封。凝滞，就是凝结不通。身体受了寒邪，气血凝滞不通，不通则痛，所以，受了寒之后，常见各种疼痛，如关节疼痛、腹痛、头痛，等等。

李逵这黑厮就是这样，所到之处，一片寒意萧索，天地闭塞，到那个县衙，赶跑县令，自己当起县太爷来，下面的衙役冷不冷？冷，冷得都哆嗦。

2016 年 5 月 24 日 20：50：56

微中医 *321*

病因（五）——外因——六淫之三：暑

暑为夏季之主气。夏天的气候特点就是个热啊，所以，暑邪是火热所化。

暑为火热所化，又有什么不同于火热呢？仔细体会一下，夏天的热是闷热，热而不透气，而单纯的火热，是热而炽烈，热而不闷。

既然暑为火热所化，火热是阳性的，暑邪自然也就是阳邪。暑邪伤人，可见发热，烦躁，面红目赤。

暑邪升散，伤人津液。升散，也是开泄的意味，升散开泄，容易使人汗出，甚至是大汗淋漓。与寒邪相对应的是寒邪收引，寒邪伤人无汗。汗出多了，自然伤人津液，感受暑邪的人，发热，汗出，口渴，小便赤涩，这都是伤津的表现。

暑邪的热是闷热，这个闷热，多是由于湿的原因。夏天里，阴雨绵绵，天热难耐，而又无风气流通，湿气弥漫，那种感觉，就是暑邪的典型特点。这个时候的人，烦躁不安，胸闷，肢体沉重，精神困倦，一如吃了十字坡上母夜叉孙二娘的蒙汗药。

2016 年 5 月 26 日 21：15：52

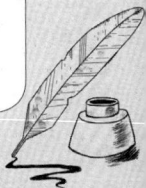

微中医 *322*

病因（六）——外因——六淫之四：湿

　　湿为长（cháng）夏主气。长夏，是夏季的最后一个月，也就是六月。在中原大地，六月阴雨绵绵，也就是我们常说的"六月连阴天"，湿气最重，所以，湿气为六月主气。

　　湿为阴邪，性善趋下，是种鬼鬼祟祟，见不得阳光的小人的感觉，事实上，湿邪最畏惧的就是阳光，满天阴云，太阳一出，云消雾散，所谓"离日当空，阴霾自散"。我们的身体湿气重的时候，治疗也多是以温阳为主，如黄芪、桂枝、附子、杜仲、淫羊藿、桑寄生等。

　　湿邪黏滞，重浊。水、湿、饮、痰，四者性质相同，轻重有别，都是身体正常水液的不正常凝聚。凝聚则阻遏气机，出现身体困重，倦怠乏力等。

　　我们感受湿邪侵袭，多是阴雨天赤身露体，感受湿邪；或久坐、卧湿地，湿邪乘虚而入；或大量饮冷或啤酒等。我曾见过一位病人，就是夏天在露天睡了一觉，第二天即感觉浑身沉重，当时并不在意，拖了几天，直到反复发低烧才到医院就诊，结果是风湿性关节炎，治疗了几年才好。

　　我们有太多的时候，只是"稍微"不注意了一下，结果这个"稍微"就给你来了"重重"的一下，有时甚至是终身的痛苦。防微杜渐，慎避六淫，是时刻不可大意的。

　　　　　　　　　　　　　　　　2016 年 5 月 27 日 21：23：42

微中医323

病因（七）——外因——六淫之五：燥

燥是干燥。为什么干燥？因为缺了水分，或者干脆没有水分了。我们洗衣服，放在太阳底下晒，水分被阳光蒸发，衣服干燥了。各种植物的种子、茎叶，离地之后，也被太阳晒干，水分很少了。

燥和湿是相对的，湿是水多，燥是水少。可见世间万事万物，都有一定的"度"，不论什么，少了不行，多了也不行。

燥为秋季主气。天地间众生春生而夏长，至秋是收获成熟的时候了。不论丰歉，不论大小，秋天要成熟，要收获，再大雨淋漓，各种果实种子如何干燥？如果不能及时干燥，收获贮藏，至冬吃什么？来春种什么？大自然四季环环相扣，无一是没有深意的。

对于果实种子，干燥自然是必需的，但对于我们的身体，在过于干燥的时候，这个燥就是燥邪了。

燥邪干燥焦涩，最易伤人津液，出现口鼻干燥，口渴咽干，皮肤焦涩皲裂，毛发不荣。

肺为娇脏，喜润恶燥。每时每刻不停地呼吸，都在呼出一定的水分，如果没有及时足量的饮水，或空气中水汽不足，则容易出现干咳无痰，咽喉干燥疼痛，甚至咳血胸闷胸痛。

大自然虽然在秋季空气干燥少水，却为我们准备了补充水分的各种水果。除了及时饮水之外，萝卜、梨、西瓜等富含水液的蔬菜和水果，自然是我们的最爱了。

2016 年 5 月 29 日 21：32：16

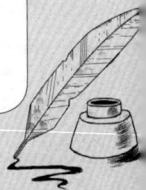

微中医 *324*

病因（八）
——外因——六淫之六：火（温热）

火与温热，性质相同而程度有异。一般说，热为温之渐，火为热之极。热为轻，温重于热，火就是温热至极了。就像一般风热感冒，发热不重，口干咽痛；如果是温病，则发热重，甚至神识昏蒙；到火盛热极，则高热不退，抽风惊厥。可见三者的程度是：热—温—火，渐次加重的。

火热四时皆有，但至夏为甚。万物至夏，得天地氤氲生长之气，非热无以成长，非热无以成熟。但前面说过，凡事都有个度，火热过度，也是邪气，而且是个很重的邪气。

火为阳邪，其性炎上。水性趋下，火性炎上，这是自然之理，在身体感受火热邪气时，也是炎上升越，出现发热，烦渴，烦躁神昏，谵妄。

阳胜则阴病，阳热亢盛，伤气耗津；火邪易生风，又能入血伤血，使人出现惊厥神昏，以及各种出血，如牙龈出血，咳血，吐血，便血等。

当下时令，已至仲夏，正是炎热蒸腾之时，既不可贪凉，久处空调之下，须知夏季非炎热无以生长；又不可长曝日光之中，因热极伤人，便是邪气。善趋避，适寒温，尤其水津不可少缺，则自然安度盛夏，既得生长之气，又无伤伐之虞矣。

2016 年 5 月 30 日 21：29：29

微中医 325

病因（九）——外因——疠气

六淫邪气，是天地间正常气候变化的不正常表现，无论是太过还是不及。除此之外，还有一种在一定时间内短期流行的邪毒之气，不同于六淫邪气，是天地间不该有的、突发的邪气，它就是疠气，也叫"戾气""瘟疫""疫毒""异气""毒气""乖戾之气"。它就像一条疯狗，隐藏在我们的窗户下面，一不小心，会被它咬上一口，这一口，往往会致命的。

早在《黄帝内经》中我们的先人就已经认识到了这种疠气："五疫之至，皆相染易，无问大小，病状相似。"

说到这里，大家都知道了，这就是各种传染病。中华人民共和国成立前，各种政府不管民众健康，缺乏有效的防疫手段，所以，各种传染病肆虐横行，霍乱、天花、麻疹、乙脑、流脑等传染病，一旦流行开来，往往是挨门阖户，有时候一个村子，一大片地区，真是瞬间就横尸遍野了。中华人民共和国成立后，政府高度重视传染病的防疫，施行了严格的计划免疫，现在这些病已经极少见了，天花在全球基本灭绝；霍乱、麻疹等也只有零星发病。2003年的非典，若是发生在以前，谁知道会死多少人？

疠气，是非时之气，乖戾之气，发无定时，发无预警，全靠我们自己的防病抗病能力，生活规律，饮食卫生，积极锻炼，有个强健的体魄，才不易染病，即使染病，痊愈也快。因为"正气存内，邪不可干"啊！

2016 年 5 月 31 日 21：28：09

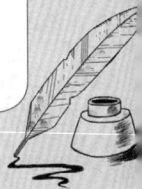

微中医 *326*

贺六一——三分饥寒保儿康

大朋友小朋友，大小的朋友们节日快乐！在节日里，大家一片欢歌笑语，我来给泼一点点凉水，请大家注意：要得小儿安，须得三分饥和寒！

小儿脏腑，尤其脾胃功能，生机勃勃而又非常娇嫩，不耐重负荷，持续的或是突然的重负荷，会使小儿脾胃不堪重负而罢工。而三分饥，不是不给孩子吃饱，而只是稍微欠一点，让小儿脾胃功能在力所能及的范围内工作，交给它的任务能轻松完成。这样，小儿脾胃能有序地工作和良好地休息，自然不会发生饮食积滞，更不会脾胃功能受损了。脾胃是人的后天之本，气血生化之源，脾胃强健，自然小儿活泼健康。

小儿三岁之内，呼为"纯阳之体"。小儿生机勃勃，发育迅速，犹如初升的太阳，毫无积滞瘀浊，所以称为"纯阳之体"。对于这个"纯阳之体"，既不可过寒，更不可过热。寒则伤阳，热则生火。无论在饮食、衣着方面，都以温润为主，在温润中略有凉意。有这份凉意，阳气不至过亢而生火，小儿不至过热而伤身。譬如温室里的花朵，在温室里，生机盎然，可是一到室外，猝遇寒风，旋即花落叶萎。

节日里，这个"三分饥寒"，诸君不会心生怨怼吧？

2016 年 6 月 1 日 21：07：52

微中医**327**

病因（十）——内因——七情

七情，喜怒忧思悲恐惊，犹如自然界的风寒暑湿燥火，是我们的身体这个小宇宙中的"气候"变化。正常情况下，天气晴朗，风和日丽的时候，七情是我们身体的正常精神状态，高兴了笑，悲伤了哭，是我们身体各种生理机能所必需的。但是，七情也有太过和不及的时候，不论太过或不及，都会给我们的身体带来阴阳失衡，严重的会造成病害。

这种病害，根据不同的情志有不同的特点。《黄帝内经》中说到："怒则气上，喜则气缓，悲则气消，惊则气乱，思则气结。"这七情都关乎到"气"。我们无论生气或是欢乐嬉笑，都有不同感受，或郁闷或舒畅，感受虽不同，但都是气的运行紊乱，气运行紊乱日久，就可影响到脏腑功能。

俗话说"人活一口气"，这个"气"，也是人的精神情志。意志坚定，精神内守，即使有暂时的情绪波动，甚至是强烈的精神冲击，也是一过性的，不会给脏腑造成伤害；反过来，意志脆弱，精神涣散，可能稍有情绪波动，也会造成持久的紊乱，久之成病。

喜怒忧思悲恐惊，人之七情，人之常情。适中和五脏，畅气血，却病延年；失中伤五脏，乱气血，致病早夭，其可不慎乎！

2016 年 6 月 2 日 21：17：43

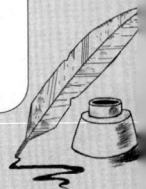

微中医 *328*

病因（十一）——内因——七情之喜

《儒林外史》里范进中举的故事大家都知道的，一个穷酸秀才，家徒四壁，老母、老婆、孩子吃了上顿没下顿，终日被屠夫岳父讥笑。54 岁上中了举人，回家看了皇榜，大喜过望之下，竟然突发疯痴，披发赤足，一路高呼"中了，中了！"，后来被屠夫岳父一个巴掌打了回来，才好了。

喜为心志，是人精神愉快兴奋的情志，但喜之太过，"喜则气缓"，心气涣散不收，神志为痰气蒙蔽，于是出现疯痴，甚至不知羞耻，不避污秽。

人们在日常生活中，也经常会在一次开怀大笑之后，感觉周身涣散无力，这也是心气缓纵不收，周身气血运行迟滞不畅。这种情况下，如果时间短暂，不会有大的问题，但如果是老年人，本来气血已衰，如果再有强烈的喜笑欢乐，就难保不发生大事了。三国时蜀国的五虎上将之一赵云，征战一生，晚年检视周身，竟无一伤疤，遂大笑而亡，这就是喜之过极，心气涣散所致。

欢笑毕竟是件好事，经常适度欢笑，可以使心情舒畅，气血流通，增强抗病能力，增强自我修复能力。患病之后，以读笑话，看小品，听相声等轻松愉悦的方式治疗，往往会获得良好效果，"笑一笑，十年少"啊。

2016 年 6 月 3 日 21：19：43

微中医 *329*

芒种

今天芒种，太阳黄经 75°，二十四节气中的第 9 个。

芒种芒种，忙收忙种。收是收夏熟，我们这里主要是小麦，每年的麦收，是一年里最为忙碌的一段时间，"三夏没有一秋长，三秋没有一夏忙"，极言夏收之忙。还记得在家干活时，每到这个季节，人们都处于一种高度的紧张中。"麦熟一晌"，晴空烈日，地里的麦子早一天不行，晚一天不行，早了不成熟，降低产量；晚了麦芒一炸，麦粒就会掉落，也降低产量。所以，这个时候早晨 4 点起床，中午不休，直到下午 8 点收工，两三天内就要把地里的麦子全部收割进场。

割完麦子，脱粒，晾晒，入库，紧张的麦收就算完成了，然后是夏种。夏种就轻松了，中午都有个大大的午休，趁早晚凉快了下地。

芒种过后是夏至了，夏至一阴生。一年里阳气的强盛到了顶峰，盛极则衰；阴气的衰微也到了最低的时候，衰极则新生了。芒种是阳气最重最盛的时候。南方已经进入梅雨季节，我们这里也将会出现连阴天。阳气重，阴气微，大自然不可能让独阳亢烈，于是，以雨水济之。阳气隆盛，雨水丰沛，是夏种的必要条件，也是夏种秋收作物生长的必要条件。

阳气盛，水气弥漫，这个时候，人多容易出现懒散嗜睡的状态，这是湿气困束脾胃之故，饮食不宜过于贪食寒凉，以免伤害脾胃。饮食过凉，容易出现腹痛、呕吐、腹泻，藿香正气

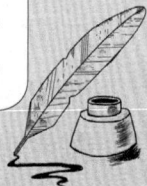

丸是最适宜的常备药。

因为天气的炎热，人们喜欢趋凉避热，但是，睡中久吹风扇，长期在温度很低的空调下，都不是好的习惯，记住，天热有天热的理由，过于对抗大自然是一定会吃亏的。

2016 年 6 月 5 日 21 : 07 : 01

微中医 *330*

病因（十二）——内因——七情之怒

怒为肝志，是人在情绪激动而愤怒时的情志。肝气喜条达而恶抑郁，抑郁不伸，愤而成怒。

怒则气上。著名的南宋名将岳飞的《满江红》首句就是"怒发冲冠，凭栏处，潇潇雨歇"。为什么是怒"发"冲"冠"，而不是"怒气"冲"脚"或冲"腰"什么的呢？就是因为"怒则气上"。怒气上冲，就是肝气横逆上冲，血随气逆，并走于上，所以，人生气之后，满面通红，目眦尽裂，甚至头痛眩晕，重则昏厥猝倒。

诸葛亮三气周瑜，本来诸葛亮也就是想气气周瑜，让这小子知道些好歹，以后还有重要的合作呢，不承想，周瑜这家伙不抗气，一气尚可忍，二气也能咽，这三气一下，气血上冲于脑，精明之府不再精明，一命呜呼了。

可见怒气是种很伤人的情绪，所以，古人今人多有以"制怒"为座右铭的，清朝民族英雄林则徐的座右铭就是"制怒"。发怒令人失态，发怒令人神昏，普通人发怒能败坏家庭，大人物发怒可丧权辱国。所以，怒是要制的。

但怒不可强制。强制怒气，瘀滞日久，给身体带来的危害更严重。有怒气一定要发泄，但要有合适的方式方法。现在有地方有种专门的"泄怒室"，关起门来，对着那个让你生气的橡皮人，咬，撕，骂，踢，都可以，出气就行。

2016 年 6 月 6 日 21：28：10

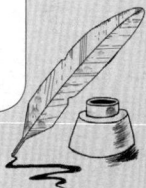

微中医 *331*

病因（十三）——内因——七情之忧

春秋末吴国大将伍子胥，在楚国受到追杀，他携了太子子建的儿子胜一同逃亡。这天来到昭关，过了昭关，就是吴国了，可是昭关有重兵把守，张挂了他的画像，他是插翅难逃了。

有个叫东皋公的很同情他的遭遇，想帮助他过关，可是也没想出好的法子。在东皋公家住了几天，有一天，早晨起床，东皋公看到伍子胥头发全白了，反而哈哈大笑，说："我们能过关了。"伍子胥愁白了头，见东皋公反而笑他，于是很不高兴。结果东皋公说："我这几天就是在等一个人，他和你长得很像，本想让他代替你，让守军抓住，你就可以过关了。但现在不用了，你头发全白，已经没有人能认出你了。"于是，伍子胥就顺利过关了。

忧愁，可以让人须发尽白，可伍子胥反而沾了大光，但是我们一般人就不那么幸运了。忧伤、忧愁过度，会使人精血暗耗，要知道，忧愁的状态下，人会处于一种极为紧张的思虑中，这种紧张的思虑，是会耗伤大量精血的，伍子胥就是因为几天的忧愁过度，精血暗耗，而头发一夜变白的。

何以解忧？并非杜康。喝酒解愁愁更愁啊！不是你的莫强求，需要放下即放下，知足常乐，无求体安，心胸宽阔，何忧之有？

2016 年 6 月 7 日 20：55：34

微中医 *332*

病因（十四）——内因——七情之思

思是思虑，思念，思考。思和忧是基本相同的两种情志，但仔细琢磨，有些不同，所以分开来说。

思为脾志。一般程度的思虑，不会给人造成伤害，但是久久不已的思虑，而思虑又有不得时，那就有些麻烦了。思虑耗伤心血。思虽是脾之志，但人思虑在心，心有所思，所虑，这个状态是需要心血的支持的。心有千千结，思虑无穷，则会大大地耗伤心血，脾为气血生化之源，心血耗用过度，就伤脾气。

思则气结。结，是凝聚，是郁滞，不流通。思虑日久，气为之凝聚而郁滞不通，气不通，则血瘀，湿聚，痰结。这些都是了不得的事，都是大毛病了。

林黛玉就是一个典型。从到贾府开始，她就与宝玉情投意合，在那个大家庭里，又不敢公开恋爱，只能私下微露心曲，这要看宝玉的领会程度。可宝玉又是个二百五类，所以，整个《红楼梦》里，到处是林黛玉的撒娇，林黛玉的眼泪，宝玉的慌张，宝玉的赔不是。林黛玉终日思虑不得，弄得个面黄肌瘦，形体尪羸，最后，才知道竹篮打水一场空，于潇潇寒夜，宝玉大婚的鼓乐声中香消玉殒，一缕清魂回了九重天。

2016 年 6 月 8 日 21：36

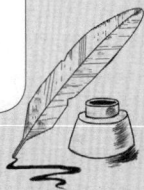

微中医 *333*

艾叶

今天端午节，门前艾叶香。每次入山，如果遇到艾，我必然是从"她"的身上摘下一片叶来，揉一揉，放在鼻子底下，深嗅不止的。

艾叶那份独特的香气，由鼻入肺，由肺入脑，不一会儿，布散全身，好似全身每一处经络，每一个穴位，每一个脏腑，都沉浸在艾的香气之中，通体气血流畅，神思飞扬，飘飘乎欲仙，渺渺乎似风……

艾叶辛苦温，有温经止血、散寒止痛、祛湿止痒之功效。妇科宫寒痛经，常用的艾附暖宫丸就是艾叶的主将；经来淋沥不止，可用艾叶12克，煮水10分钟，捞出艾叶，打上2个鸡蛋，加点红糖，喝汤吃蛋。关节冷痛，可用艾叶煎服，也可用艾叶加蒜苗、花椒，煮水温浴。

夏秋季小儿到处玩耍，很容易触冒湿毒秽浊之气，一会儿的工夫，小胳膊小腿上红疹瘙痒，有的甚至遍布全身。艾叶能祛湿止痒，煮水熏洗，瞬时可解。

至于中医传统的艾灸，那自然是艾叶对我们最大的贡献了，以艾叶为主，做成艾炷、艾饼、艾条，直接灸，隔盐、隔姜、隔蒜等，方法多矣。

端午门前插艾，传统的说法是插艾招福，插菖蒲辟邪。能否招福来，辟邪去且不论，夏日蚊虫盈门，插些艾叶，那特有的香气可以辟蚊，祛除湿浊秽气。

2016 年 6 月 9 日 20 : 28 : 10

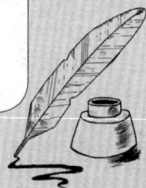

微中医 *334*

病因（十五）——内因——七情之悲

悲者，悲伤，悲痛，悲愤也，是人因有所失去、有所痛苦而产生的伤感情绪。

悲则气消。消是消耗，过度悲伤，会耗散人体正气，使人脏气虚弱。许多人大悲之后，精神萎靡，倦怠慵懒，都是因为悲伤耗散了人的正气。

但是，这种耗散，有时候也有积极的意义。悲可化怒，悲可解忧。人在盛怒之时或忧伤难解之时，如果有悲伤消息令其悲哀，大哭一场，则怒气消散，忧思顿解。古代曾有名医治一少妇，因夫不归，思虑成疾。这个医生让其家人告诉她，她的丈夫已经不在人世，她大哭一场，心中无所思念，病竟慢慢好了。

孟姜女千里寻夫，得知丈夫范喜良已劳累而亡，悲从中来，长哭七天七夜，哭倒长城；窦娥蒙冤，悲气撼天，血溅白绫，六月天降大雪，亢旱三年，虽是故事传说，但也从另一个方面说出一个问题，虽然悲则气消，会消散人体正气，但胸中悲气壅塞，发愤立志，也会令人成就一番事业，这样的事例也不在少数吧？事业有成，悲气自消矣。

2016 年 6 月 10 日 21：12：38

微中医 *335*

病因（十六）——内因——七情之恐

恐是恐惧，恐慌，是人们在突然发生的令人紧张、害怕的事件面前的一种情绪反应。

我们在日常生活中会有这种体会，在突然的恐惧时，有种心里忽的往下一"沉"的感觉，这就是"恐则气下"。

下，是肾气在恐惧面前突然失去对全身的支持、固托作用而出现的松弛状态。肾本来就在下面，能"下"到什么地方呢？其实主要表现为大便、小便失禁。有的人被紧张的事情吓得大小便失禁，就是这个样子。

当年刘备被曹操追杀，溃不成军，张飞横刀立马，率二十余骑站在当阳桥，大喝一声："俺是燕人张翼德，谁敢来与我决一死战？"曹操军中有人被张飞这一声霹雳震破了胆，落马而亡。这个气就严重下沉了，估计这人当时除了破了胆，大小便也是统统失禁了。

春秋时期郑庄公兄弟相争，他们那点破事不说也罢，过去许久了，倒是留下了一句成语，叫"多行不义必自毙"，除开其他因素不谈，多行不义之人，心中恐人报复，必是终日坐卧不安，肝气郁结，脾气不舒，肺气闭塞，心气惊乱，肾气不固，安能久乎？

2016 年 6 月 13 日 20：50：07

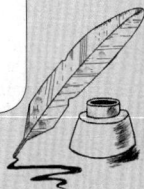

微中医 *336*

病因（十七）——内因——七情之惊

　　惊是惊悸，惊惕。惊字繁体是驚，表示骡马等受到惊吓而慌乱的样子。看到这个驚，想起小时候看的一部电影《青松岭》，大队的马车被阶级敌人做了手脚，老贫农赶车去交公粮，在路上惊了马，刹不住车了，眼看一场惨剧即将发生，亏得这位老贫农赶车有绝招，挥鞭在马的耳根抽了一鞭，那驾辕的马在剧痛之下，忘了惊恐，止住了狂乱的脚步，避免了一场重大事故，也让阶级敌人的美梦落空。

　　惊则气乱，心无所倚，神无所归，虑无所定，惊慌失措。这是和恐不同的地方。恐则气下，是下坠，乱是散乱。每有巨大事故发生，如美国的"9·11"，印尼的海啸，以及地震等，往往人们尖声大叫，像无头的苍蝇一样，到处乱窜，这就是气乱，神志散乱，不知如何是好。

　　惊吓伤心。一般的惊吓，心气壮的人会很快镇静下来，但也有许多人一次惊吓之后，每逢类似情况便心惊不已，成语"杯弓蛇影"，就是说的这个情况。

　　小儿心气不足，最易受惊，应及时服用镇静丸，民间喜用的"叫魂"，我还说不出有什么道理，但确有一定作用，对小儿绝无伤害，不妨一试。这不是迷信啊，是一种现实存在，许多人有这个体验的。

　　　　　　　　　　　　　　　　2016 年 6 月 15 日 21：31：59

微中医 *337*

病因（十八）——不内外因——饮食（1）

我们在上面讨论了病因的外因——六淫，内因——内伤七情。这是明显的因为自然气候的变化或身体内部的情志变化而引发疾病的原因，是为外因和内因。

能够引发身体阴阳失衡，发生疾病的原因不止上面的六淫外邪和内伤七情，还有一些情况，如饮食失调，劳逸过度，跌仆损伤，虫兽所伤，水火之伤等，既不是自然气候的变化，也不是身体内情志变化，而是一些意外，一些人为因素，这些统称之为"不内外因"。

饮食失调是最常见的一种不内外因。

俗语说，人生天地间，为了吃和穿。吃，是人生第一位的。任何生命，出生离开母体之后，都要用各自不同的方式方法从外界摄取能量，这是维系生命和生命成长壮大所必需的。

人类进化到今天，"吃"好像已经不再是为了维系生命了，可能这个地球上还有的地方有人吃不饱，但是，对于大多数的人，"吃"已经是一种享受了。君不见遍地山珍海味？君不见到处酒店林立？

所以，当吃不再是维系生命的第一要素，而是一种享乐的时候，它就反过来，成为一种致病因素，因为人的享乐欲望是无止境的，任何东西，过度了，都是祸害。

2016 年 6 月 16 日 21：33：18

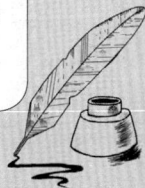

微中医 *338*

病因（十九）——不内外因——饮食（2）

饮食成为致病因素，有下面这么几种情况：

第一，饥饱失常。长期的饥饿自然是不行的，"人是铁，饭是钢，一顿不吃饿得慌"。尤其是年轻人，长身体的时候，生长所需要的各种营养都是从饮食中得来，所以，饮食是必需的，重要的。

人身无非气血，脾胃为气血生化之源，如何生化？饮食水谷。巧媳妇难为无米之炊，饮食水谷不足，脾胃何以运化？所以，饮食不足，自然气血不足，气血不足，难以成长。过去常有营养不良的孩子，面黄肌瘦的样子，50 岁往上的人都还是有记忆的。

长期饥饿不行，那么，长期饱食好吗？这是很幼稚的一问，大家都知道，现在的高血压、高血脂、高血糖，多种癌症，都与饮食过多有直接关系。摄入热值过多，只会转化为脂肪，储存在体内。一个家庭，一年能吃掉 1000 斤粮食，但是每年地里收获 2000 斤，多余的 1000 斤只好存在仓库里。陈旧的粮食放久了，自然会霉变，生虫，招老鼠。身体里储存的脂肪，就好比是仓库里的粮食。

仓库里的坏粮食可以扔掉，我们身体里的"坏粮食"呢？仓库里的粮食还可以搬出来晒晒，我们身体里的"粮食"呢？扔不掉，晒不成，只有慢慢霉变，生虫，招来老鼠。三高、癌症、中风、痛风，等等，都是因为我们身体里发生霉变、生虫、招了老鼠的"粮食"。

2016 年 6 月 17 日 22：09：32

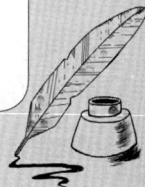

微中医 *339*

病因（二十）——不内外因——饮食（3）

第二，饮食不洁。

人们常说的"病从口入"，习惯上还是指的饮食不洁，就是吃了各种不干净的食物和饮料。事实上，"病从口入"，应该包含与饮食有关的各种疾病。这么一说，暴饮暴食引发的各种疾病也在从口进入一类中，但今天这一节主要还是说饮食不洁。

不洁，就是不干净。这个不干净，应该有这么几方面。第一，单纯的不干净。吃了洗不干净的食物，或是没有完全煮熟、蒸熟的食物，或是喝了不干净的水等，都可以造成各种肠胃疾病，轻者恶心呕吐，重者腹泻腹痛。第二，吃了各种发霉变质的食物。这类食物都有一定毒性，食用后急性发作则恶心呕吐，重者危及生命，慢性发病则毒素在体内蓄积，五脏六腑都会受到伤害，也能恶变为各种癌症。

我们的肠胃，功能是受纳、腐熟水谷，正常的饮食水谷入胃腐熟，输送小肠。如果是不洁食物，胃难以受纳，更无法腐熟，怎么办？就会抗拒，排泄。呕吐和腹泻就是身体的抗拒和排泄，是我们身体的自我保护反应，所以，不要轻易去制止它。有时候，我们一次吃得不干净，呕吐几次，或腹泻几次，不洁食物排出，身体自我调整一下，就好了。这时候贸然服用止吐和止泻药是错误的。

对了，不洁食物还有一类，就是各种加工类食物和饮料。这类食物和饮料，口感都不错，也可能经过了严格的消毒，肠胃都容易被它麻痹，所以人们不抗拒它们。但是，长久食用各种粗制滥造甚至是各种"黑"加工类食物，给我们带来的伤害往往是非常严重的。

2016 年 6 月 20 日 21：04：00

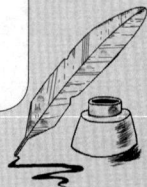

微中医 *340*

夏至

今天夏至，太阳黄经 90°。和冬至相反，夏至是一年里白天最长，夜晚最短的一天。物极必反，从今天开始，白昼开始变短，夜晚开始加长。

自然界里所有的现象，包括各种生命现象，都是在太阳的"拨弄"下发生的。很巧，今中午看中央九台一个节目《生命的秘密》，说到这个问题。大意是在太阳的照射下，水温度发生变化，随着温度的变化，水的一些性质发生变化，在这种变化里，产生了生命。非常非常复杂、非常非常漫长的一个过程，就这么几句话概括了。生命现象，说到底，就是太阳和水，就是阴和阳，其实极为简单，只是人为的复杂了。

夏至是自冬至开始的阳气升发的终极。到这一天，阳气最旺最盛，同时也是阳气开始走向衰微，阴气开始兴起的时候："夏至一阴生"。

虽然阴气开始兴起，但毕竟是阳气最旺的时候。大自然中各种生命的生长最旺盛、发展最快。是要抓紧啊，夏至后再有一个月，就是立秋了。到秋日，收获多少，就看这段时间了，所以，这段时间，高温，多雨。温度高少雨不行，雨多温度低也不行。

中医讲"春夏养阳"。这个养，重点还是夏日阳气盛，易于散发，所以要惜用。惜用就是"养"。饮食宜凉润不宜燥热，更不宜苦寒。燥热助火生热，更易伤阳；苦寒损伤阳气，败坏脾胃。

　　大自然安排什么事都有它的理由，当热则热，如果一个夏日都在空调下，虽然凉爽无汗，但你会周身酸楚，倦怠厌食的。适当出出汗，适当耐耐热，会让人气血流畅，精神健旺。

2016 年 6 月 21 日 21：53：28

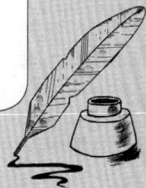

微中医 *341*

病因（二十一）——不内外因——饮食（4）

　　饮食致病的原因还有一个：饮食偏嗜。每个人都有不同的饮食偏嗜。在一定程度下，这种偏嗜是与人的体质有关联的，不会给人造成伤害。

　　饮食偏嗜分寒温偏嗜和五味偏嗜两种。先说寒温偏嗜。

　　寒温偏嗜又可区分为两种情况，一种是指饮食的温度高低偏嗜，一种是指饮食的性质寒温偏嗜。有的人喜欢热食，吃饭不烫嘴不吃，有的人喜欢冷食，夏天从冰箱里拿出瓶饮料或啤酒，咕咕咚咚喝下去，别人看了都觉得牙痛，他自己却没事，反而舒服。这就是饮食温度高低的偏嗜。至于食物性质的寒温偏嗜则与温度无关，大多我们吃的食物平性居多，但总有寒热之分，如辣椒、大蒜、葱、姜、大豆、小米都是温性甚至是热性，西瓜、黄瓜、萝卜、小麦、大米都是凉性。

　　体质虚寒的人喜欢热饮热食，体质湿热或燥热的人喜欢冷饮凉食。我国南方气温高，人们的体内阳气在外，体内偏于虚寒，所以南方人喜欢辛辣温热食物，而北方人则相反。在东北，数九寒天仍有卖冷饮吃冷饮的，一般也没听说吃出什么毛病，这就是地域的关系。

　　饮食寒温，因人而异。各人体质不同，要选择适合的食物，但是不要太偏。过寒，寒性伤阳，会损伤脾胃阳气，出现腹痛，腹泻，久之伤及全身阳气；过热，热性伤阴，会耗伐脾胃阴液，出现口干，牙痛，口疮，甚至发生口咽部癌变，大便秘结，久之伤及全身阴精。

我们山东地处温带，气候不寒不热，所以饮食不宜过寒过热。辣椒本为南方人喜欢的蔬菜，我们这里常有人嗜食辣椒，结果，口疮有了，牙痛有了，咽痛也有了，最常见的是痔疮。想想这些痛苦，还是和辣椒拜拜的好。

2016 年 6 月 22 日 21：47：23

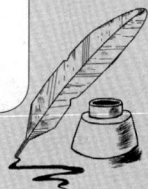

微中医 *342*

病因（二十二）——不内外因——饮食（5）

五味偏嗜，是对饮食的口感滋味的不同嗜好。五味，辛甘酸苦咸也。

五味的偏嗜，有地域的因素。《黄帝内经》中的"异法方宜论"篇就说道，不同地方的人饮食喜好是不同的，这与不同地域的风土环境有密切的关系。

对于每一个人，对五味大多还是有些偏好的，如同对寒温的偏好一样，在一定范围内的偏嗜是无大碍的，但过度的偏嗜，则会给人带来一定的伤害，这是因为五味各有不同的性质特点，过度的偏嗜会导致身体阴阳的失衡，从而发生病变。下面，具体说说五味。

甘味是人类饮食中最主要的滋味，几乎全部的谷类、肉类、大部分的水果，都是甘味或以甘味为主。

甘味的主要作用是补益人体。我们前面说脾胃是气血生化之源，为什么？因为脾胃受纳，腐熟水谷。这个水谷就是我们的饮食。甘味的食物是化生气血的主要来源。

甘味还有止痛的作用，喝了凉水或是出门呛了凉风，肚子疼，用红糖加一点姜开水冲服一碗，一会儿肚子就不疼了。

甘味食物虽是人的气血来源，但过度食用也是有一定不良作用的，因为甘味食物性质大多滋腻，不易消化，一次吃多了，会出现腹胀腹痛，甚至呕吐腹泻。长期过量饱食，会发生肥胖、高血压、高血脂、高血糖。这些病，都是甘味食物摄入过多所致。

食物之所以会有甘味，是因为有糖。糖，人人喜欢，结婚了，都给大家分发喜糖，没有发放咸盐或黄连给大家尝尝的，甘味象征着幸福。然而，须有度哦。

2016 年 6 月 23 日 21：27：38

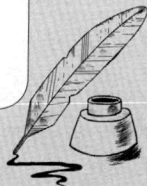

微中医 *343*

病因（二十三）——不内外因——饮食（6）

辛是辣。辛味有明显的发散、疏通、走窜的作用。辛味的食物最具代表性的是辣椒、大蒜、生姜、葱、洋葱等。谷类食物中有辣味的不多，饮料中酒是最常见的了。

辛味可以发散外感邪气。在外受了寒、湿、热，都可以用葱、姜、蒜煮水，热乎乎地喝上一大碗，在辛味的作用下，人体遍身汗出，邪气也随汗发散出来。辛味可以疏通体内郁积，心情不好的时候，约二三知己，喝上几杯，心情就会舒畅许多。辛味走窜，也是一种疏通，可以疏通气血，也可以发汗，利水。

但是，素日体质虚弱，气血不足的人，不宜常食辛辣，否则会过度耗散气血。即使体质强健，也不宜嗜食辛辣。凡辛辣食物，性质多热，久食容易上火。

辛辣可以开胃，食欲不振，适当吃点辛辣，能促进食欲。

人体啊，就是这样，发散过度不行，不发散瘀滞了也不行。如何适中？因人而异，根据个人感觉，凡事不可逞强，不可勉强。

2016 年 6 月 24 日 21：33：54

微中医 *344*

病因（二十四）——不内外因——饮食（7）

酸味食物以果蔬居多。山楂、苹果、葡萄、杏子、西红柿等都是常见的。最常见、食用最广泛的当属醋。油盐酱醋，都是厨房里的必备。

酸味食物，对我们身体的主要作用是开胃，生津。食欲不振，可以食用少量山楂，也可以在餐前以食醋少量，加水饮用，都有提高食欲的作用。

生津，是酸味的最大作用。还记得《三国演义》中曹操带兵攻打宛城吗？时值盛夏，众将士口渴难耐，而偏偏找不到水源。曹操灵机一动，用马鞭遥指前方说，前面有一大片梅林，树上有许多梅子，任大家摘食。众将士一听，口中仿佛吃到了梅子的酸味，顿时津液满口，不再口渴。这是酸生津。其实，酸生津，需要有个津的来源啊，什么呢？甘。酸甘化津。酸能将甘味的水谷化为津液。所以，适量的酸味能开胃。

酸味还能收敛。做豆腐用的盐卤就是极酸的。其实豆浆中加食醋也可以做成豆腐。这个收敛，对于气虚多汗的人，大小便频数或失禁的人，是有治疗作用的，如果食用过多，则可收敛机体气血，使气血凝滞不畅，也可以使邪气凝聚不化。因此，体质湿气重的人，气血瘀滞不畅的人，感受风寒邪热的人，对酸性食物都不可多食。

2016 年 6 月 26 日 21：57：16

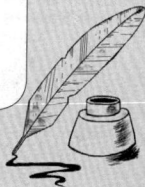

微中医 *345*

病因（二十五）——不内外因——饮食（8）

苦味在五味中是最不受人待见的，辛、甘、酸、咸，都有人嗜好，唯独这个苦，大家好像没怎么听说谁喜欢吃苦。当年越王勾践寄人篱下，发愤图强，是"卧薪尝胆"，而不是尝糖、萝卜、苹果、香蕉、大蒜，或是咸盐什么的，为什么? 因为"胆"是苦的啊，只有这个苦，才能使人不忘自己的艰难困苦，不忘自己的宏图大志。可见这个苦，只有在困难时期才受人青睐。当下吃苦，是为了将来吃甜（包括辣、酸、咸）。

但大自然造物总是有他的道理的，不可能无缘无故在人们喜欢的辛甘中硬生生塞一个苦。

苦能泻，能燥，能坚。泻是泻火。人们多食辛甘，易郁滞化火，火能炙干气血津液，烧毁五脏六腑。所以，加一个苦，清泻火热，使其不伤人。

燥是燥湿。甘可生湿，食甘过度，容易酿成痰湿，苦可燥除痰湿，使不郁滞，保持气血流畅。

坚是坚阴，使阴精坚固而不滑泻轻耗。

饮食中，常见的只有苦瓜是苦的，我们也不必特意吃苦，辛甘酸咸均衡适量，不过度，即含苦在其中矣。

2016 年 6 月 27 日 21：30：11

微中医 *346*

病因（二十六）——不内外因——饮食（9）

咸是咸盐，大部分的海鱼，有些肉类，如猪肉，猪蹄等有一定咸味。

也许生命是真的起源于海洋，氯化钠是我们生命中必不可缺的。长期低盐饮食，或无盐饮食，会出现嗜睡，昏迷，甚至精神错乱。一般来说，每人每天食盐的摄入量为 6 克。

咸味有泻下、软坚的作用。泻下是指通泻大便，最常用的芒硝味咸，有强有力的泻大便作用。软坚是指软化坚积，咸味的食物、药物有软化、消散积滞、肿物的作用，如海带、海藻等。

《黄帝内经》中有一句关于咸盐的话："鱼者使人热中，盐能胜血。"这是很重要的一句话。鱼，味甘咸，富有营养，但能使人"热中"。热中，就是使中热。中是指中焦脾胃。常吃鱼的人往往胃热。盐能胜血。胜，有制约，伤伐的意思，盐胜血，是指常摄入食盐过量，能使血液变得稠厚，不流畅。嗜咸的人，化验血液流变学，血液黏稠度大都升高；嗜咸也是高血压的一个常见重要因素。

民以食为天，食以五味为根。食无五味则无味，食无味则心生厌。心生厌则食欲减，食欲减则气血衰。要之，五味俱全，浓淡相宜，宁清淡，毋厚重。清淡则心清气爽，厚重则神昏智暗，可不慎乎！

2016 年 6 月 29 日 21：30：21

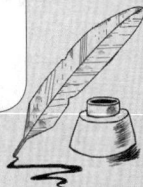

微中医 *347*

病因（二十七）——不内外因——劳逸（1）

劳是劳动，不单是工人农民的劳动哦，动体力，动脑力，房劳等都是劳动。逸是安逸，是劳的反面。过劳，是安逸的减少，也是休息的不足；过逸，是劳动的减少，也是活动的减少。所以，说劳逸致病，多是从过说，过劳，过逸。

过劳，又分劳力过度、劳神过度和房劳过度三种。劳力过度，是指体力劳动的过度。按说，人是动物，是要经常劳动的，但劳力过度，会耗伤气血，损伤筋骨的。一些重体力劳动的人，长时期繁重的工作，身体得不到休息，气血得不到补充，脏腑会疲劳，筋骨会倦怠。

我们的车跑几千几万千米要保养，电脑、手机要经常清理，如果人只有长期的劳作，而没有保养和清理垃圾的时间，无论多么健康的身体也会垮掉的。

2016 年 6 月 30 日 22：05：50

微中医 *348*

病因（二十八）——不内外因——劳逸（2）

劳神过度最耗心血。

今晚听了一位中医老师的讲课，讲的是"郁证"。老师讲的郁证，与劳神过度就有重要的关系。

人之脑，人之心，所用就是思考，思考的结果是有所悟，有所发展，有所创新。这是必要的，必需的。一个人如果心无所思，必是久而痴呆。许多大学问家到七八十岁还著述不已，就与长期合理用脑有关。

任何事物都有个度，思虑过度，焦虑不已，就是劳神过度，劳神过度，会耗伤心血，心血不足，心神失养，就会出现神不守舍，夜不成寐，神思恍惚，健忘等。

林妹妹思念宝哥哥，又不能和现在的年轻人一样任意率性，结果思虑伤神，煎熬心血，最后心血耗尽，命殒早天。

现在也多见慕权贪财者，贪欲无止境，终日惕惕不安，既得之，思保之；所愿不遂，久久思慕之，亦如林妹妹，终是难逃苦涩结局。人生苦短，须积极努力，无论成就大小，坦然接受，欣然享受，自有夜夜香甜之酣睡，日日欢乐之时光。

2016 年 7 月 1 日 22：01：21

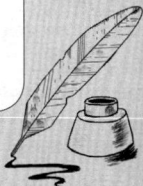

微中医 *349*

病因（二十九）——不内外因——劳逸（3）

房劳过度最伤肾。

房劳耗精，耗肾精。肾精，对于我们的身体是非常重要的。几年前我曾看到这样一段话，说肾精不过就是一点精液，主要成分是前列腺液，完全没有中医说的那么重要。持有这个观点的人不在少数。

切记，肾精不是那一点点精液。它是包含了我们身体全部精华的，是我们身体阴阳的根本。在房事中，不仅仅是消耗了一点点精液。许多人在房事后感到虚汗淋漓，乏力，甚至头晕耳鸣，这都是肾精亏损的表现，而绝不仅仅是一点点精液而已。

孙思邈在《千金要方·卷二十七·养性》中说："论曰：人年四十以下，多有放恣，四十以上，即顿觉气力一时衰退。衰退既至，众病蜂起，久而不治，遂至不救。"那么什么是合理的房事呢？他的观点是："人年二十者，四日一泄；三十者，八日一泄；四十者，十六日一泄；五十者，二十日一泄；六十者，闭精勿泄。"当然，事情不这么绝对，不过，孙思邈老先生可是活了一百多岁哦。

2016 年 7 月 3 日 21：57：26

微中医 *350*

病因（三十）——不内外因——劳逸（4）

前面说了过度劳累的几种情况，过度劳累的反面就是过度安逸。

《孟子·告子下》中有两句流传千年的名言："天将降大任于斯人也，必先苦其心志，劳其筋骨……""生于忧患，死于安乐"。当然这是从做人立志上说的，但是，在养生健身上这两句话仍然是名言。

人过于安逸，在精神上，无所事事，没有追求，没有理想，人是会早衰的。

在机体上，过度的安逸，气血因之而运行缓慢，缓慢则郁滞不畅，郁滞不畅则瘀而不行，留而成积，成聚，成痹，成瘕，成癥……这些积、聚、痹、瘕、癥，可都是了不得的，随便一种就够一个人"受用"一生的了。所以，动起来！生于忧患！生于运动！

2016 年 7 月 4 日 22：00：00

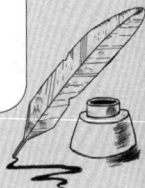

微中医 *351*

手足口病（一）

必须先把病因的讨论放一放，因为近日手足口病多了。

手足口病是多发于夏季的常见传染病。夏季是雨水丰沛的季节，这些日子南方大雨滂沱，洪涝成灾，我们这里少些，但也时阴时晴，总以湿热为主。

湿热，就是手足口病的根本原因。中医没有手足口病的记载，但在温病、时疫等病的描述中，都有它的影子。手足口病发病先发热，然后在口颊、手足等部位出现皮疹，且皮疹呈水泡状。这是典型的湿热为患引发的疾病。

外界的湿热邪气是因，而内在的湿热郁伏则是本。往往是素日嗜食辛辣、油腻肥厚，体内湿热郁积，至夏日天气湿热熏蒸，与体内邪气相合，发生本病。

特别需要重点强调的是，手足口病是一种可以自愈的疾病，不必过度治疗。这个病和麻疹有相同之处，皮疹发得全，后遗症少。有的家长一见小儿发热，就马上用退热药，结果，皮疹可以暂时消退，但很快邪毒内陷，出现高热，喘息胸闷等严重情况。所以，外感疾病必须时刻注意发散邪气，发热是正邪交争，是正气在祛邪外发，切莫见热就退！

孩子发热，手足发现皮疹，体温不超过 39℃，可以多喝温水，室内注意通风，用薄荷、葛根、柴胡、升麻、荆芥、苍术、薏苡仁等辛凉发散，祛湿解表，使邪气透发出表，一般一周左右即可痊愈。

2016 年 7 月 8 日 21 ： 32 ： 58

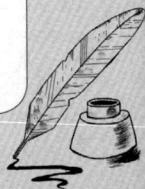

微中医 *352*

手足口病（二）

手足口病的中医治疗。中医治疗手足口病疗效是确切的。一般我们分两个阶段。

初期：小儿先有发热或微热，烦躁不安，继而口腔出现水疱疹，然后手足、上下肢亦发生水疱疹，周围红晕，破溃后可形成溃疡。这是湿热邪毒侵袭机体，机体正气抗邪，攻逐邪气发于皮肤。既是湿热邪毒，发于皮肤后它不会甘拜下风啊，所以就搞破坏，在皮肤发疹，溃疡。这个时期治疗以解表祛湿，清热泻火为主，方有三妙散、甘露消毒丹、三仁散等；药有荆芥、蝉蜕、苍术、牡丹皮、薏苡仁、薄荷、葛根等。发热重加柴胡、生石膏。

恢复期：皮疹基本消退，低热或不热，食欲不佳，乏力，倦怠，口干，咳嗽，咽痛等。这是邪气已退，正气因抗邪而伤损未复。这时候用药不宜再苦寒清热，而应益气养阴，健脾和胃。根据具体情况，药用荆芥、党参、白术、麦冬、石斛、沙参、焦三仙等。

以上是一般的病程，也有一些因治疗不当或护理失宜而使邪毒内陷，出现高热、神昏、咳喘等，这就需要具体辨证，依证施治，不能一概而论了。

治疗外感类疾病，总不离解表，或辛凉，或辛温，早期宜重，中晚期宜轻。就如家里有了盗贼，盗贼不除，大门是不能关闭的，关闭了大门，贼无去路，势必拼死相搏，结局往往是两败俱伤。

2016 年 7 月 9 日 20：56：25

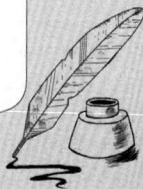

微中医 *353*

病因（三十一）——不内外因——外伤

这篇回来，继续我们的病因讨论。

在致病因素的不内外因中，还有一种是外伤。

外伤，包括枪弹、金刃伤，跌打损伤，烧烫伤，冻伤，虫兽伤。这些损伤，轻者可以伤损皮肤筋骨，发生局部破损、骨折、瘀血、痈肿等，重则可骤伤气血，甚至骤丧元气，致人死命。

前面我们讨论的各种病因，都与我们的身体正气有密切联系，所谓"正气存内，邪不可干""邪之所凑，其气必虚"。而这些外伤，往往与我们的正气关联不大，战场上的子弹、深山里的老虎毒蛇、海啸地震、车祸水火等是不辨人的正气强弱的，一视同仁，遇之者伤，挡之者亡。

奈何？慎避之。生活中许多意外都是大意造成的。小心谨慎，不妄为，水火伤、电击伤可避；遵律令，守规则，车祸可免。至于地震海啸，战争杀伐，那就不是一个人的事了，顺从自然吧……

2016 年 7 月 10 日 21：35：04

微中医 **354**

病因（三十二）
——不内外因——痰饮瘀血（1）

　　不内外因的最后一种，是痰饮瘀血。说是一种，其实是二种；说是二种，又是一种。说是一种，是因为形成机制基本相同；说是二种，是因为各自特点又不尽相同。

　　先说痰饮。痰饮无不由水所变。水是人体一日不可或缺的，为什么变成了一种致病的因素了呢？这让人想到了南方大水。这些日子，南方大雨滂沱，江河横溢，堤坝溃败，山体滑坡。每每看到南方汹涌奔流的洪水，我常想如果把这些水引到我们北方来，该有多好啊。北方连续数年大旱，前些日子我去了一个经常在夏日游泳的水库，那是在我们这里数得着的大水库，可是，这个水库里的水已经基本见底了。这就是水，不足是灾，有余也是灾。诗人的"安得倚天抽宝剑，把汝裁为三截"，大约也是这个情怀吧？

　　大自然不允许"环球同此凉热"。同理，大自然也时常弄个旱涝不均。不知道他老人家为何这么"坏"。在我们的身体里，也经常发生这种旱涝不均，而痰饮，就是南方那肆虐的洪水，垮塌的山体。

　　水液的不正常流布、聚集，就是痰饮。痰，稠厚黏滞，有有形可见的痰，如咳出的痰，亦有无形可察的痰，如体内的各种肿瘤，以及停留在脏腑、经络间的痰。饮，质稀而易于流动，如皮下水肿，如胸腹水。

　　2016 年 7 月 11 日 21：24：49

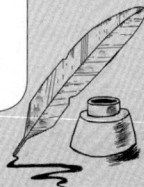

微中医 *355*

病因（三十三）
——不内外因——痰饮瘀血（2）

再说瘀血。瘀血，顾名思义，是瘀滞不行的血。正常情况下，血行脉中，依靠心气的推动，脾气的固摄，肝气的调畅，肺气的布散，肾气的主宰而流行全身，滋养全身。如果脏腑功能失调，不论哪一个地方出了问题，都有可能导致血液溢出脉外或在脉中滞涩不行，这就是瘀血。

血液的运行一如大地上的河流，在河流中流动的水就是脉中的血。河流滋养大地，大地上众生赖河流以生。如果干旱少雨，水流不足，则水流不畅，甚至停滞不行；如果雨水过多，则水流泛滥，甚至冲垮堤坝；或是河道年久失修，堤坝不固；或是河床淤塞，高低不平，都可使水流不畅，或溢出江河之外，或在河内形成死水之潭。

溢出的水流、瘀滞的死水，久之水会变质，或混浊不堪，或臭气熏天，或生蚊蝇，或长杂草。

体内瘀血，阻于脉道，则脉道不畅，血行受阻；阻于脏腑，则功能失调，变生莫测；阻于皮下，则肤色紫暗，久之溃破或痿废；阻于经络筋骨，则肢体不利，甚至不用……

瘀血变生诸证，无处不在。表现复杂多样，难以概述。而瘀血所致病证，最要紧是一个堵，堵脉，堵气，堵经络，堵即不通，不通则痛，所以，瘀血的主证，就是一个痛，痛处固定，痛如针刺，以瘀血不移也。

2016 年 7 月 12 日 21：46：02

微中医 *356*

病因（三十四）
——不内外因——痰饮瘀血（3）

痰饮和瘀血就是这么两个玩意儿。什么玩意儿呢？本来是身体各种正常生理机能的营养、支持者，现在变成了身体生理机能的阻碍者、破坏者。

就好比一个家庭里的败家子。一个和睦向上的家庭，突然出现了一个败家子。本来是家里的顶梁柱，家里的主力军，却变成了一个馋吃懒做、搬弄是非、厚颜无耻的坏蛋，把一个好端端的家庭弄得人人自危、支离破碎。

是什么原因产生的败家子呢？主要是家庭内部体制的缘故。可能这个家庭老大一手遮天，封建家长作风，弄得大家离心离德，大家劲不往一处使，心不往一处想，结果兴旺和顺的一大家子，就在败家子的破坏下分崩离析了。

我们身体内的痰饮、瘀血也是这样。脏腑功能失调，不能统摄气血，致使气血不循常道，或留于脏腑，或溢出脉外，或聚于皮下，或痹阻关节，成为痰饮、瘀血。痰饮瘀血一旦形成，又成为一种新的致病因素，痹阻经络，影响脏腑，形成新的疾病。

败家子如果从此销声匿迹，这个家庭还可以警惕自省，改过自新，还是会过上好日子的。我们身体内的痰饮瘀血在超出了身体的自我清除能力后，就是败坏脏腑的罪魁祸首了，不医治是绝对不行的。

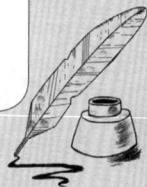

病因的讨论至此终。

2016 年 7 月 13 日 21：32：41

微中医 **357**

夏日荒草地——水红棵

换个题目，轻松几天。

我居住的楼前有一片草地，长约30米，阔十余米，小区今年在这里栽了些风景树，树下没硬化，春天里，草地上还没什么，一个夏天，了不得，各种野草竟有一人多高了。我有时候蹲伏其中，看各种杂草蓬勃葳蕤，嗅草香花香泥土香，也时常听到草的各种呢喃，有欢欣的歌唱，有窃窃的私语，也有互相争地盘的呼喝，竟至忘归。

草地虽不大，我前后左右踱了几遍，除了许多不认识的之外，竟发现了几种载入本草著作的植物，于是给它们照了相，邀入我的《微中医》来做客。这几位竟是欢欣鼓舞，几乎要吵起来，于是，只有按照惯例，以姓氏笔画为序。

水红棵：水红棵是我们这里常见的野生植物，花开红白二色，穗状。水红棵学名红蓼，《本草纲目》称其为"荭草"。多以种子入药，故称水红子，全棵植株多见用于民间。

水红子最早见于《名医别录》，谓其：味咸，微寒，无毒。有清热解毒，消瘀破积，健脾利湿的功效。可用于肝脾肿大、慢性肝炎、瘰疬结核、腹部肿块、食少腹胀，以及妇科月经量少腹痛或闭经等。

水红棵还有消食导滞的作用，我记得小时候吃多了，家母常采水红棵一把，水煎后，加少许红糖，喝了之后，腹胀很快就消散了。

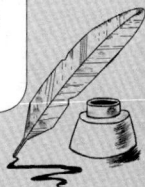

过去女子经闭，也时常以水红棵水煎服，也是取其活血破瘀的功效。

2016 年 7 月 14 日 21：57：28

微中医 *358*

夏日荒草地——苍耳

苍耳，我们这里俗称"苍子"。苍耳好玩的是它的果实，秋天里，一群小伙伴在玩耍的时候，偷偷在手里藏了一把，然后瞅女孩子不注意，往她的头发里一揉，撒腿就跑，然后，就等着回家挨骂吧。因为这个女孩早哭着回家向母亲告状了，苍耳子全身的细刺揉入小女孩柔长的头发里，是很难摘除的。

苍耳，性味苦辛，温，有毒。全株有解毒、祛风、除湿的功效。我们现在以苍耳子入药，是为治鼻渊（鼻炎、副鼻窦炎）的专药。根据寒热的不同，配伍辛温解表或清热解毒的药如荆芥、蝉蜕、黄柏、辛夷等。

全株可用于治各类关节疼痛、骨质增生。以鲜株捣烂，加少量咸盐，外敷患处，有很好的除湿止痛作用。

苍耳有毒，内服宜慎，但我在用于治疗鼻炎、副鼻窦炎时，倒也没有发现各种中毒现象，主要是用量不宜过大，以 10 克左右为宜。

2016 年 7 月 15 日 21：55：40

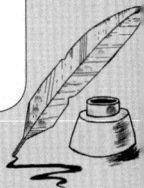

微中医 *359*

夏日荒草地——牵牛

牵牛花，是夏日的花。早晨起来，不论是路边还是地头，也不论是山野还是河边，各色各样的牵牛花迎着初升的朝阳，红的，紫的，粉的，蓝的牵牛花，展开灿烂的笑脸，吸吮着晨间湿润的空气，将一片蓬勃的生机奉献给太阳，奉献给大地。

牵牛花是朴实的花。自入夏开始至秋后，每天都开放在朝阳里。雨水多，花大些，艳丽些；干旱了，花小些，色清淡些，不论条件如何，她一心一意地开。她不学春日的蒲公英花、苦菜花、桃花、杏花，只是一阵花开，一场春雨过后，花事不再；也不学荷花，都是开在夏季，荷花无水无塘便没有了生命；更不学高傲的菊花，"我花开后百花杀"，那样的特立独行，那样的孤傲冷艳；对于昙花，学不来，也不学，那种冷漠，娇气……

牵牛花是勤劳的花。整个夏、秋季里，每天早晨，不是太阳催开她，而是她唤起懒惰的太阳。太阳升起来了，她一脸的笑意，鼓起全身的气力，展开一个个花喇叭，吹奏出晨的进行曲……

牵牛花入药，一般用的是种子，黑色的是黑丑，白色的是白丑，黑白混用叫二丑；性味苦寒，有小毒；有泻水通便，消痰涤饮，杀虫消积的作用；多用于大便秘结，大腹鼓胀，小便不通，气喘胸闷，蛔虫，绦虫等。其泻下作用峻烈，能伤正气，所以不可过量应用。

牵牛花花性柔和而谦卑，结出的种子却是如此的刚猛峻烈，这是一种交换还是一种补偿？

有谁能懂大自然的心！？

2016 年 7 月 17 日 21：59：37

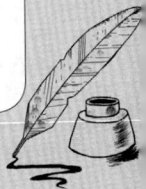

微中医 *360*

夏日荒草地——曼陀罗

曼陀罗，是印度佛教名词，一个有着神秘宗教色彩的名字。我们这里叫大蓖麻子，也叫野蓖麻子。还有几个名字，叫洋金花、闹羊花等。此物原产墨西哥，如何传入我国，已不得而知。虽传来了，人们却很少应用，它自己漫山遍野地生长，不知索取，也没奉献，我们这里都知道这是一种剧毒的草，人畜不慎吃了，会被药死的。还记得小时候听大人说，邻村有一家人，在地里拔了野菜，回家做了小豆腐，混入了一棵大蓖麻子，结果全家都没救过来。从此，我对这个开着素白洁净的大花的大蓖麻子便敬而远之了。

但李时珍不怕它。他听说曼陀罗花"笑采酿酒饮，令人笑，舞采酿酒饮，令人舞"，决定亲自尝试。于是他采来曼陀罗花，酿成（或者是泡的罢）一坛好酒，自己心里惴惴的，也不敢喝啊，于是，拉了徒弟一起喝。结果，师徒二人酒至半酣，均手舞足蹈了。于是，李老先生在他的《本草纲目》中写道："酒饮半酣，更令人或舞或笑引之，乃验也。"看来，与采时做什么关系不大，而是酒至半酣，一半酒意一半药力，令人兴奋了。

我没有李时珍的胆量，前年采了些曼陀罗种子，到现在还在橱里放着，没敢试用，更没敢自己试试。也许是小时候的事让我对它的敬畏太重了吧。

曼陀罗全株有剧毒，花、果实毒性尤甚。但是，曼陀罗又是止痛、平喘的良药，以其毒性甚剧，今人多不应用了。

2016 年 7 月 18 日 21：47：04

微中医 *361*

夏日荒草地——葎草

葎草，我们这里叫拉拉秧，土话叫"涩（读 shǐ）嘎啦藤"。这个涩，是它的特性，因这个涩的特性而命名。

葎草的涩，是因为它的叶柄、藤上生有微细倒钩，用手摸起来，涩滞无比，如果不小心让它刮到，轻则起红红的一道红肿线，重则瘙痒、疼痛、肿胀。

这么一种到处都有的普通草，不知为什么生成这种样子？大自然造物，凡贵重、生长不易者，大多有些自我保护的措施，如燕窝在峭壁，人参在深山，而这葎草实在是普通至极了，却偏偏生得这样让人不易接近，也许还有重要的作用没有被人发现吧？

葎草，甘苦，寒。有清热解毒，利尿消肿的作用。在我们这里，以其易得，所以药店、医院不售。可用于咳嗽、肺结核、肠胃炎、痢疾、膀胱炎、肾炎等多种热毒病证，可单用，也可配伍应用。

涩，是滑的反面，滑则易动，流利。涩则固涩，稳固。因此，葎草的涩性，可用于多种脏气滑脱不固，如脱肛、子宫脱垂，还可以用于久泻久痢。小儿腹泻日久，又不宜服药者，可用葎草适量，煎水温浴双足，是有不错的疗效的。这个方法用于脱肛、子宫脱垂也有效，可以浴足，也可以洗浴肛门以及脱出的子宫。

夏日的荒草地，茂盛的荒草地，葳蕤的荒草地，生机蓬

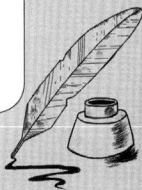

勃的荒草地，趣味无限的荒草地。其间的马齿苋、艾叶、蒲公英等已经来微中医做过客了，不再邀请，有意见也不管用（嘿嘿），下期开始写发病原理。拜拜，荒草地里的兄弟姐妹们。

2016 年 7 月 19 日 21：34：21

微中医 *362*

发病原理（一）——邪正与发病（1）：正气

前面我们用了 33 篇，讨论了病因。病因是疾病产生的原因，但是，有了病因就一定会导致疾病吗？不是的，病因加在人身上，能不能发生疾病，还要看我们身体正气的强弱。

好比一场风吹来，并不是所有的人都会感冒。即使是强烈的传染性疾病，如前些年的非典，也不是所有的接触者都患病了。什么原因呢？

因为"正气"，我们身体内的正气。《黄帝内经》说"正气存内，邪不可干""邪之所凑，其气必虚"。

正气强盛，不一定非得骨骼强壮，肌肉发达，关键是气血调和，精神安然。就好比一个家庭，可能没有很多的钱，住的房子也不是很大，但大家互相关心，互相帮助，彼此信任，彼此依赖，这个家庭就呈现一种和睦向上的气氛，即使遇到一些困难，大家齐心协力，很容易就会战胜困难。反过来，如果一个大家庭虽然声势显赫，但内里互相不信任，互相打击，那么，一点点的困难就可能使这个家庭毁于一旦。正所谓"千里长堤，毁于蚁穴"，这个"蚁穴"，就是正气不足之处。

这个"蚁穴"，虽然细微，但在水波的冲击下，会越来越大，最后形成巨大的孔洞，水波汹涌而下，最后，"千里长堤"轰然坍塌了。

2016 年 7 月 20 日 21：26：18

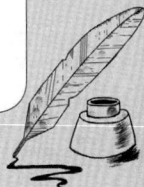

微中医 *363*

发病原理（二）——邪正与发病（2）：邪气

如果长堤是正气，那么堤内的水就是邪气了。长堤拦住洪水，让它在规定的范围内活动，洪水则经常试图冲破堤的约束，自由流淌。

长堤坚固，没有蚁穴，更没有破溃，那么，洪水在水量有限的前提下只有乖乖听话。可是，如果像这些日子的南方，这两天的北方，大雨倾盆，水量剧增，就时有冲破堤坝的事情发生了。如果是破溃的堤坝、有蚁穴的堤坝，自然破溃是先从这些地方开始的。即使堤坝坚固无比，但当水量大到可以漫过去的时候，也会溃堤的。

这就是正气和邪气的关系。邪气引发各种疾病，多是在正气虚弱的时候，但邪气强大到一定程度，即使身体正气不亏，也会让人发生疾病或某种伤害的。比如一些强烈的传染病，一些意外伤害，如虫兽伤、水火伤，都不是单靠正气就能防御得了的。

义和团战士和八国联军作战，身上戴上护身符，喝了避弹符水，挥舞着长矛大刀，赤身露体冲向敌人，结果是可想而知的，精神可嘉，做法愚蠢。但那是旧中国啊，愚昧落后的中国，时至今日，哪怕八国、九国、十国联军再来试试？那样的中国永远是历史了。

2016 年 7 月 22 日 21：32：48

微中医 *364*

发病原理（三）——外环境与发病

这个外环境是指我们每一个人所生活的外部环境，包括自然环境、生活居处、饮食等。

自然环境，就是我们生活的大自然，天人合一，人与大自然建立了密切的关联，春夏秋冬，风霜雨露，酷暑严寒，每时每刻都在影响着我们，我们也每时每刻适应着大自然。残酷的大自然，一般是顺我者昌，逆我者亡，但在一定范围内，我们还是可以小小反抗一下的，比如夏练三伏，冬练三九，比如冬泳，但这必须是具有一定的经验和体质的人才能做到。

自然环境还有一个地域因素。中国地大物博，地球南北各异，陆地和海洋，山区和平原，热带和寒带，各不相同。人们祖祖辈辈长期生活在一个地区，就会形成和这个地区相适应的体质特点，这些特点会抵抗一些病，也可能会产生一些病。

饮食，一日三餐，于人关系大矣，俗话说"病从口入"，许多病都是吃出来的。反过来，许多病也可以"吃回去"。这就是饮食养生，恕不赘言。

2016 年 7 月 25 日 20：40：14

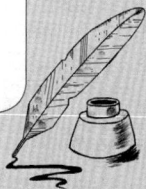

微中医 365

发病原理（四）——内环境与发病（1）

人体的内环境，也就是人的体质。人的体质，就好比一个家庭的家风。有的家风是书香传世，一家人儒雅雍容；有的家风几代耕作，一家人身体健壮，性格质朴；也有的世代习武，则是豪爽刚烈的一家人；也有鸡鸣狗盗，则是一家猥琐宵小。正所谓"龙生龙，凤生凤，老鼠的儿子会打洞"。

对人的体质，王琦老师经多年研究，分为平和质、气虚质、阳虚质、阴虚质、痰湿质、湿热质、血瘀质、气郁质、特禀质九类。这个分类是合理实用的。不同的体质类型，在疾病的发生上也会有不同的倾向性，对各种邪气的抗御能力，反应状态也完全不同。

平和质：这自然是最好的一种啊，气血平和顺畅，脏腑功能协调，上下表里内外和谐，这种体质在内不易产生各种瘀滞，在外对六淫邪气防护意识强，不易感受自然邪气，即使感受邪气，恢复得也快。

气虚质：是以气虚为特征的一种体质，形质纤弱，语声低怯，不耐风寒。大约林妹妹就是这个体质吧，后来她因气虚而郁，又因郁而生火，最后阴虚火旺而致命。

阳虚质：这是更甚于气虚质的一种体质，阳虚则寒，这种体质的人终日形寒畏冷，就是在酷暑之中，也需厚衣加身。慈禧老佛爷大约是阳虚质的，在影视中看到的都是穿戴严密，不透风不露光的，不过庚子年八国联军打过来，逃难到山西的时候，就顾不了那么多了。

2016 年 7 月 26 日 20：48：25

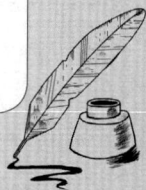

微中医 *366*

发病原理（五）——内环境与发病（2）

阴虚质：阴是物质，阴虚即人体阴液物质的不足，阴虚则热，这类体质的人性格敏感，易怒，急躁，我看《红楼梦》里凤姐的体质就有点阴虚，多么敏感的一个人啊，八面玲珑，心机多，这样自然对阴血的损耗也多，后来她出现血崩，也是虚热过重引起的。

痰湿质：现在痰湿质的人太多了，所有的肥胖者都是痰湿质。痰湿质的人大多脾虚，因为脾虚，水湿不能运化，在体内停留，就形成这个痰湿质。《西游记》里八戒一定是个痰湿质，因为能吃，肥胖。痰湿质的人容易发生高血压、冠心病，以及各种癌症等。

湿热质：湿热质和痰湿质都是体内痰湿过重，而痰湿质属阴，湿热质属热。湿热质的人面色红赤、口疮、口干、口臭，也有急躁易怒，大便黏滞或干结。湿热瘀久，也容易发生高血压、冠心病等。

2016 年 7 月 27 日 21：25：34

微中医 *367*

发病原理（六）——内环境与发病（3）

血瘀质：血瘀质的人不少见，但也往往与气虚质、气郁质、痰湿质等相互兼夹。因为血瘀的形成与气虚、气郁、痰湿有密切关联。血瘀质的人往往性格沉郁，全身血行不畅，使人活跃不起来。血瘀日久可以发生高血压、冠心病、中风、各种肿瘤。

气郁质：气郁质的人比较容易看得出来，脸上总是思虑重重的样子，高兴不起来，笑不出来。前些日子我在网上看到一篇文章说，中国人大多行色匆匆，脸上没有笑容。我觉得不全是这样，我们的国人只是对不熟悉的人笑不出来，在单位，在家里，还是经常听到朗朗的笑声。国情不同，在路上，你对一个陌生人笑笑试试？

气郁质的人，因为气的郁滞，导致血的运行不畅，水的运行不畅，然后，这些不畅在体内某处留着，就是病。轻则局部肿痛，重则癌变。

特禀质：特禀质是指一部分先天遗传性生理缺陷以及过敏体质的人。对于这类情况，有部分生理缺陷可以用手术的方法改变，但有些用手术也不容易改善，那就只好忍耐。俗话说：上帝给你关上了一扇门，必然也给你打开了一扇窗，只是需要你转一下身子。

对于过敏体质的人，大部分中医还是有很好的治疗方法的，如荨麻疹、过敏性鼻炎、哮喘等。

严格说来，我们每个人都是特禀质。因为我们必须传承我

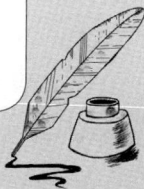

们家族的特质啊，某一个家族有高血压，某一个家族有气管炎、肺气肿等，我见过一个家族中有过半的老人患癌症的。有许多家族中有癌症的人往往会很担心，自己是不是也会患癌症。其实这种遗传，大部分不是绝对的。

先天无可奈何，后天在每个人自己手中。

2016 年 7 月 28 日 21：36：21

微中医 *368*

发病原理（七）——内环境与发病（4）

先天真的是无可奈何，但后天却实实在在地在我们每个人的手中。

这个在我们手中的后天，就是我们的精神。

我前些日子看到一篇文章，大意是说：人生对于疾病和健康的正确态度应该是"不怕死，不找死"。不怕死，是说人固有一死，这是必然的，每一个从出生即开始走向死亡。所以，怕是愚蠢而无用的。不找死，就是认可每个人的先天禀赋，顺从自然规律，在自己能够做到的范围内提高自己的健康水平，增强自己的抗病能力。

但事实是，太多人面对生活时，去掉了两个"不"字，变成了——"怕死，找死"。

怕死，是对一定会来临的死亡有巨大的恐惧，尤其是上了年龄的人，尤其是身体有了些疾病的人。这个"怕死"，会压倒人的意志，成为疾病的帮凶，有的甚至是打倒自己的主要敌人。不是吗？见过许多人，自己去查体，查出癌症，当时就吓得不会走路的，治疗几个月就"走人"的，这是病把人打倒的吗？不是，是自己，是恐惧。

找死，是还在健康的时候，对健康的挥霍。不运动，酗酒，熬夜，纵欲，肥胖……缺乏毅力，缺乏信心，缺乏自控力，继续各种不健康的生活方式，恣意任性，不是找死是什么？及至疾病加身，患及祸至，又各种懊悔，各种发誓，有的还来得及，

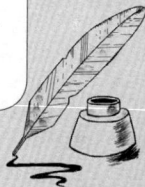

有的就来不及了。

　　这就是人的精神。《素问·上古天真论》说："恬淡虚无，真气从之，精神内守，病安从来？"

2016 年 7 月 29 日 21∶58∶28

微中医 *369*

病机（一）——总论

从今天我们开始讨论病机。什么是病机呢？就是疾病发生、发展、变化的机理。人不小心被冷风一吹，马上打喷嚏，流鼻涕。为什么冷风一吹人会打喷嚏流鼻涕呢？这里面有个身体在冷风刺激下出现打喷嚏流鼻涕的机理。

不小心让蚊子叮了一口，先是痒，然后蚊子叮咬的地方红肿了起来，过了几天，红肿逐渐消退，没了。这期间也有痒、红肿、消退的机理。

所有的疾病，都有发生、发展、变化的过程，在这个过程中，也都有产生这个过程的机理。

世界上没有无缘无故的爱，也没有无缘无故的恨，这是说人际关系；佛说因缘果，因缘果里也有过程，也有产生过程的机理；化学讲氧化还原，物理讲作用力与反作用力；哲学讲矛盾，讲运动和静止。都是一个道理，世界上任何一件事情的发生也都有发生的机理，这就是事理。

任何事理都有一定的规律性，疾病的发生也是如此。病机是非常复杂、非常庞大的一个理论体系，但是，无论多么复杂、庞大，也都有基本的纲领，病机的纲领是邪正盛衰、阴阳失调、气血失常、经络和脏腑功能紊乱几个方面。

讨论病机，是为了弄清楚疾病的规律，弄清规律是为了治疗疾病。用一个偏方、验方，可以不管病机是什么，用上就是，但总是有的好，有的不好，而弄清楚了病机，就能有针对性地

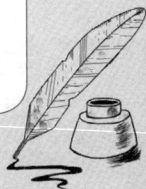

治疗所有的疾病。

2016 年 7 月 31 日 21：13：27

微中医 *370*

病机（二）——邪正盛衰（1）

邪气，是指所有的致病因素，如我们上面讨论的。正气，是我们身体的抗病能力。

正气和邪气，好比两军对垒。我们姑且把邪气比喻成入侵者，是敌人；而正气则是被侵略的一方，是受害者。而事实上也是这样，好好的一个人，不会主动去找邪气伤害自己，更不会主动要求生病，我治病这许多年，还没看到有谁生病成瘾的。

邪气即为邪气，它的存在就是为了伤害身体，就是为了和正气作斗争。

大自然生出许多正气，各种生命，又生出各种邪气，以邪气克正气，这就是所有的生命总有终结的根本原因，也是大自然能够不断延续的奥妙所在。

一个人，从出生到中年，正气强，一般邪气干不倒他，是生命旺盛期；中年以后，机体正气逐渐衰弱，抗御邪气的能力下降，各种疾病就逐渐发生了。然后，不论早晚，邪气终要战胜正气，一个生命就终结了。很残酷哈，可是如果没有这种终结，新的生命又如何诞生呢？

两军对垒，如果双方势均力敌，战争是激烈而残酷的，枪林弹雨，血肉横飞，这是实战，在我们的身体，这是实证。如果两方力量对比悬殊，一个团的入侵者进入一个排的防御阵地，那结果是可想而知的了。这就是虚弱，在我们的身体，就是虚证。

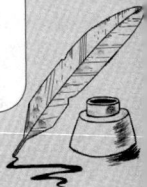

孟子曰"我善养吾浩然正气"，这个浩然正气，自然是精神层面的多，但也有养生的含义，养好一身浩然正气，自然会百邪难侵。

2016 年 8 月 1 日 21 : 21 : 51

微中医 *371*

病机（三）——邪正盛衰（2）

邪正盛衰，两军力量的对比，形成战场局势，势力强大的占上风，势力衰弱的处劣势。而战场上形势瞬息万变，一时的强弱不代表最终的结局。

最终的结局有两种，一是正胜邪退，一是邪胜正衰。

一股敌人的入侵，开始气势汹汹，所向披靡，但随着时间的推移，正气一方在正确的指挥下，将士用命，后勤有充足保障，战事向正气一方有利转移，最后，将入侵之敌驱出国境，重回安宁。这好比人们不小心被严重的寒邪侵袭，发热，咳嗽，胸闷，体质强壮的人正气迅速奋起抗邪，将邪气驱出体外，身体没有受到邪气的伤害。

想想三国赤壁之战：曹军大兵南下，气势汹汹，东吴主和者多，主战者少。但在周瑜的周密部署、孔明的大力帮助下，曹操的几十万大军"樯橹灰飞烟灭"，自己也只能败走华容道。

如果邪气盛大，而正气不足，或指挥者内心怯懦，则形势就是另一种状态了。还是三国，官渡之战，袁绍兵强马壮，但主帅无能，虽兵多将广，却以十万之众，败于曹操二万勇士之手。这就如一个被查出癌症的病人，开始自己去检查，一旦确诊，马上浑身酸软，寝食不安，随后几十天，或几个月，就一命呜呼了。这是邪胜正衰的最常见案例。

正气与邪气，双方的较量，最后的结局，孰胜孰败，在天时、地势、人气。得天时，占地利，有人和，则无往而不胜；

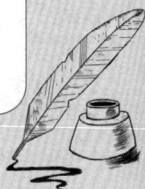

失天时，无地利，丧人和，虽强终败。

人之病，也是如此。

2016 年 8 月 2 日 22：11：47

微中医 *372*

病机（四）——阴阳失调（1）

又说到阴阳这对老夫妻了，不过，这回不是夫唱妇随、鸾凤和鸣的美妙时刻了，而是夫妻失和、阴阳乖违的伤情时期。

所有疾病的基本病机都是阴阳失调，大多数的家庭失和也是因为夫妻不顺。在病因的作用下，机体阴阳发生失衡，出现各种疾病状态，或阴阳偏胜，或阴阳偏衰，或阴阳互损，或阴阳格拒，直至最后的阴阳亡失，生命即宣告终结。

阴阳偏胜：阳主动，阴主静；阳刚强，阴柔弱，但阴阳之间有相互制约，相互转化，动和静、刚和柔，必须是协调统一的，和谐相容的，如果超出了这个范围，就生乖戾之气了。

阳偏胜，则机能亢奋，热能过剩，因为"阳胜则热"，所以会出现发热、面红、目赤、语音亢厉、小便赤涩、大便秘结等。这是阳盛而阴不衰的实热证。也正像刚结婚的小两口，都血气方刚，都是急性子，男的大男子主义严重，女的毫不示弱，一句话不合，先是激烈争吵，然后动手动脚，家庭大战爆发，而遭殃的是孩子、家电、家具。

"阳盛则阴病"，是说阳气过分亢烈，不对阴气宽容、爱惜，而是一味克伐，久之阴气自伤。好比烧水，一锅冷水，锅下生火，水开火熄，这是我们要的结果。如果水开了还继续加热，时间一长，水少了，没了。两口子也是这样，大男子发号施令，"当面教子，背后教妻"，在外虽刚强，但回到家换一副对老婆的温顺面容，老婆自会容忍你在外的严厉。如果屋里只有夫妻

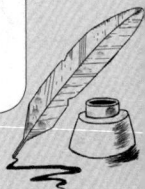

二人，还一脸严肃，老婆的心情自然不好。

2016 年 8 月 3 日 21：16：01

微中医 *373*

病机（五）——阴阳失调（2）

　　阴偏胜，则物质有余，功能不足，由于"阴胜则寒"，所以表现出一派寒气凝滞、机能呆板、没有生气的状态。就如小两口，男弱，性格内向，女强，好强霸道，因为男人内向，不和女人一般见识，但也是血气方刚，所以，只能是两个字："憋鼓"。憋是郁闷，郁闷久了，就鼓胀。这种家庭，外人进去很容易就能感觉出来，虽然小两口热情招待，但那种气氛，能够轻易感觉出来。

　　身体上，阴气有余，阳气不能舒展运化，就会发生各种郁滞，有气的郁滞，水的郁滞，血的郁滞。郁滞后就是瘀滞。郁是行而不畅，瘀则是停止不前了。各种郁滞、瘀滞，都会形成气胀、水肿、痰饮、肿块。

　　"阴胜则阳病"，是说阴气郁结，阻碍阳气的运行、布散，欲化各种郁结而不得，耗用过度，久而必虚。两人过日子，女的强势，凡事抢在头里，天长日久，形成习惯，男不主外，女不主内，虽然也有可能勉强生活，但毕竟别扭。

　　2016 年 8 月 4 日 21：38：59

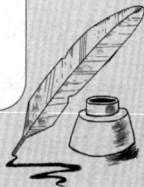

微中医 *374*

病机（六）——阴阳失调（3）

　　阴阳偏衰：如果阴阳偏胜是小青年刚结婚，都血气方刚，精力充沛，那么阴阳偏衰就是过了"七年之痒"，生活进入常态，都不是小青年了，已是近于中年时期，不再有那么大的精力去"斗争"了，家庭趋向稳定，但阴阳的不和谐已经成为一种习惯，这时再有矛盾往往不再发生激烈的冲突，而是消极的对抗。岂不知这种消极对抗是最伤家庭元气的。

　　阴阳偏胜是实证，阴阳偏衰则是虚证。机体正气不足，阳或阴一方虚弱，另一方相对偏强势，对于身体，不再有激烈抗邪反应，邪气恣意妄为，日渐强大，而正气则日渐衰微。阴阳的这种失衡，同样也是最伤正气的。

　　阳偏衰：阳虚则寒。阳气偏衰，是指身体阳气虚损，各种机能减退，热量不足，从而出现面色㿠白，畏寒肢冷，精神萎靡，嗜睡倦卧，腹胀腹泻，小便清长等。阳虚的寒和阴胜的寒是不同的寒。上面说过，阴阳偏胜是实证，阴阳偏衰是虚证。实证表现为正邪的激烈斗争，虚证表现为一方的有余，所以，阳偏衰的寒是虚寒，是阳气不足，不能温煦而冷，是夏夜雨后的清爽；阴胜的寒是冬日的积雪，冬日的寒冰。

　　在一个家庭，缺乏生机，没有阳刚之气，自然这个家庭是脆弱的，容易受人欺负的，日子也很难过好，顺着刚才的意思，夏夜雨后的清爽固然于人适宜，但对于地里的庄稼，是不行的，庄稼需要阳光的照射才能长大成熟。

2016 年 8 月 6 日 21：43：20

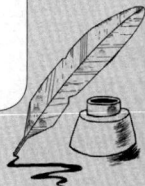

微中医 *375*

立秋

去年《微中医》写过"立秋",刚才翻看了一遍,基本上该说的都说了,但是,今天已不是昨天,今年的立秋也不是去年的立秋,还是有些今年的立秋话题。

今年最显著的,是好热的一个夏天,雨水也特别多。前几天特别热的时候,因为诊室内没装空调,许多来看病的朋友建议抓紧安装。我开玩笑说:"装了空调还是夏天?好好的一个夏天,你用空调将它阻止于门外,它不是白来了?"

夏天为什么热?这个问题好比冬天为什么冷一样可笑。但是,可笑的问题有非常严肃的内涵。夏天的热,是大自然给各种生命提供的成长壮大的能量,是为了生命能顺利度过冬天的关键。没有夏天的热,便没有秋天的收获,冬天也将是难熬的,甚至难以度过。所有的生命,只有在夏天里吸收了足够的热量,才能够成熟,才能够有个安然的冬天。《黄帝内经》中的"春夏养阳,秋冬养阴",就是为了顺应这个变化。

《黄帝内经》还说:"寒暑过度,生乃不固。"冬当寒,夏当热,不使过度耳。

过夏何必空调?一把蒲扇足矣。

2016 年 8 月 7 日 21：48：02

微中医 *376*

病机（七）——阴阳失调（4）

任何疾病的形成都是源于阴阳失调，阴阳失调除了上面我们说到的阴阳的偏胜和偏衰，还有几种情况，这几种情况更容易造成阴阳的进一步失调，加重疾病状态。

阴阳互损：《周易·系辞上》说"二人同心，其利断金。同心之言，其臭如兰"。这是说夫妻二人同心同意，所产生的能力是巨大无比的，夫妻同心时的气氛、环境，如兰馨香，如河澎湃，如海广阔，没有办不成的事，没有过不好的日子。

反过来，如果夫妻反目，离心离德，虽还是同在一个屋檐下，但各人算计各人的，互相打击，互相伤害，你瞧不起我，我看不上你，那么，这两人互相伤害，互相攻击，不但形不成向前的合力，反而你东我西，力量抵消了。

阴为物质，赖阳的温煦、推动、气化，才能源源不竭；阳为功能，依阴的滋养、补充、化生，方可生机勃勃。阴阳互损起来，阴无阳助，日渐枯竭；阳无阴生，时见枯萎。小两口也是如此，互相指责，互相诟骂，终其一生，也只是个穷困潦倒罢了。

2016 年 8 月 8 日 21∶22∶47

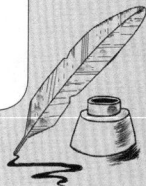

微中医 *377*

病机（八）——阴阳失调（5）

阴阳格拒：格是阻隔，拒是抗拒。阴阳这两口子感情发展到这个情况，形势有些大不妙了。

正常情况下，阴阳相互对立又相互依赖，虽然性质相反，但谁也离不了谁，阴是阳的物质基础，无阴，阳拿什么来化生？阳是阴的功能体现，无阳气的阴是死阴，是一堆废物。

当阴阳双方有一方过于强盛，另一方因此而又过于纤弱，就会出现阴阳格拒。阴盛格阳，是阴寒邪气壅盛于里，阳气被阴邪格拒于外，阴阳气不相顺接，出现的内寒外热的状态；阳盛格阴，是邪热炽盛于里，阴气被逼于外而出现的内热外寒的状态。不论是内寒外热，还是内热外寒，都是疾病的危重状态，都将随时可能发生严重变化，甚至可危及生命。

两口子打架，小打小闹无伤大局，打完了闹完了，感情更好了。但到了这种格拒状态，打得一个家里，一个家外，女孩回娘家叫不回来了，男孩离家出走，不知去向，那就大大不妙了。为人妻为人夫者，其不慎乎？成个家都不容易，尤其是有了孩子，夫妻的格拒，最受伤的是孩子；在我们身体，阴阳格拒，最受伤的是生命元气。

2016 年 8 月 9 日 21：46：42

微中医 *378*

病机（九）——阴阳失调（6）

阴阳亡失：身体的阴精或阳气大量消耗或突然散失，油尽灯枯。过去用的煤油灯或是豆油灯，一个碗里或是瓶里装了油，一根灯芯浸在里面，点燃露在外面的灯芯，灯就亮了。时间长了，油慢慢耗尽，如果不再加油，那微弱的灯火一跳，灭了。这个灯油和灯火简直就是活生生的阴阳啊！油是阴，火是阳。要想灯长明，须得油不断。

我们身体这个灯，油要源源不断，灯才越燃越亮。油尽灯枯，是阴竭阳亡。或大汗，或大出血，或大热，或大寒，阴液骤然大量丢失，阳气随之而散，是为亡阴；阳气剧烈消耗，不能敛阴，阴液随之洞泄，是为亡阳。

其实，阴和阳如影随形，亡阴即亡阳，亡阳也随之亡阴，都是生命的垂危时刻。夫妻夫妻，有夫妻才有婚姻，或亡妻，或亡夫，婚姻也都随之解体了。两口子无论怎样不和，怎样偏胜偏衰，互损互害，格拒不容，只要没有去民政局解除婚姻关系，都还是两口子，还是能够维持下去的一对阴阳。

如果去了民政局，或是因为疾病，或是因为意外，丧失了另一个，那就是亡阴亡阳了，一对阴阳关系就此解体，那个"未亡人"就只有茕茕孑立，形影相吊，或是另寻一半，建立新的阴阳了。

噫！婚姻可再新，而油尽之枯灯岂可再复明？

2016 年 8 月 10 日 21：59：23

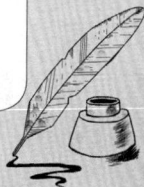

微中医 *379*

秋老虎（一）

先放下病机的讨论，说说这个"秋老虎"。

今天是立秋后第五天。立秋前后几天，雨水不少，天气凉爽，自从前天晴天之后，到今天，气温骤然升高达 35°，自己感觉一整天身上的汗就没停止过。

好一个威风八面的"秋老虎"！雄踞天地之间，吼声震野，百兽噤声。这个老虎，就是天地间的阳气。去冬今春的持续寒冷，使得阳气郁结日久，至夏阳气的发越也就不可遏制了。也许就是常说的"压迫越重，反抗越强烈"的意思吧，虽然已经立秋，但阳气还有雄厚的力量，单纯一个立秋，几场秋雨，是遏制不了阳气的，所以，就有了这个"秋老虎"。

但是，这个"秋老虎"长不了。因为立秋前后几天的雨水，对于阳气阻遏是有力的。"一场秋雨一场寒"啊，按我们民间的经验，立秋这天只要下雨，"秋老虎"的日子就不会太长，如果立秋没有雨，秋后的热持续时间可能就长些，俗称"24 个秋老虎"。

毕竟节令到了立秋，身体的阳气开始内敛，毛孔开始收缩，所以，这个过分的"秋老虎"，对人是有一定伤害的。因为它不是顺应自然，而是违逆自然的状态。

在"秋老虎"天里，为了减少阳气的散失，应尽量减少户外活动，不宜过于剧烈运动，这时候大量出汗，是助纣为虐，应该尽量待在空气流通的阴凉之处，空调温度不宜过低，室内外过大的温差伤人更重。

2016 年 8 月 11 日 21：28：14

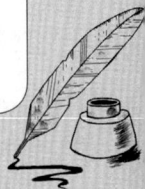

微中医 *380*

秋老虎（二）

世间所有生命积极向上的顽强精神可能就是来自于太阳吧，阳气在秋天来临，需要它退出君主位置时也是那么的心不甘情不愿，没有几场冷冽的秋雨，熄不掉它那炽热的心。

秋老虎就是这颗心的余威。在秋老虎的时光里，阳气奋力挣扎着，抗御着阴气的君临。

生活在秋老虎的日子里，老老实实的吧，不要过早欢呼秋的来临，更不要受它余威的欺骗，秋就是秋了。

秋是冷肃，秋是收敛。秋的冷肃、收敛是为了冬的收藏。所以，这些日子要减少户外活动，不要再过分耗散阳气。夏日尽情贪凉饮冷也成为过去，饮食应凉润、温润相宜，天气燥热时宜凉润，冷燥时宜温润。

秋不食姜。秋日收敛冷肃，身体阳气内敛，不宜用姜、蒜、葱类发散，这类食物的发散之性宜于春夏不宜于秋。

酸性收敛，所以，秋日饮食宜酸。饮食的微酸，可以助阳气内敛，助肌表毛孔的闭合。

梨膏、山楂膏、银耳百合粥、山药精肉粥，等等，都是秋日的最宜。

2016 年 8 月 12 日 22：00：28

微中医 *381*

病机（十）——气血失常

气和血是我们身体进行各种生理活动的物质基础。气血调和，生理活动有充足的物质基础，是健康生命的必要保障。

在前面《微中医》第 294 期开始讲"气、血"，那是生理，是正常情况下的气血，在那几篇里，我们把"气"比作家中的"钱"，"钱"在一个家中的作用不用我说，大家都知道它的重要性，在现在的社会中，没有钱的日子是无法过下去的。钱，对于一个家庭，有推动、温煦、固摄、防御、气化的作用。同样，气对于人身也是如此。

我们还把"血"比喻为家中的粮食。家中有粮，心里不慌。谁心里不慌？家长啊，家里没饭吃了，小孩子只知道哭、闹，才不管你从哪里弄来吃的呢。血对于身体的作用，就是营养。

一个"钱"，一个"粮食"，维持着一个家庭的正常运转；身体上一个气，一个血，维持着身体的正常生理功能。"钱"或"粮食"不足，或是发生紊乱，就会导致这个家庭出现危机，在我们身体，就发生疾病了。

"气"和"血"，也是一对阴阳。上面说到阴阳失调是产生疾病的基本病机，具体到气血，也是阴阳失调，只是更细致些罢了。

2016 年 8 月 14 日 21：50：27

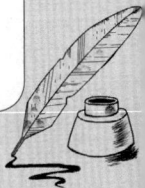

微中医 *382*

病机（十一）——气血失常：气虚

气虚，是机体的机能不足。就如一个家庭，银行里没有存款，家里没有存钱，这个日子是不好过了。

气，对于我们的身体有推动、温煦、固摄、防御、气化的作用。这所有的作用，必须依靠气的充沛，就好像银行里有存款。无论是推动，还是温煦，一个家庭，需要用钱的时候，先要看看银行里有没有存款，家里的抽屉里有没有余钱，如果都没有，如何去推动？如何去温煦？自己力尚不足，如何去固摄，如何去防御，如何去气化？

在我们的机体，气是一切生命活动的根本。气，能正常化生，能正常流通，才是维持所有生命活动的根本。如果气不足了，就好比一部车子，发动机功能障碍，输出动力不足，无论如何，你把油门踩到底，车速也是上不去。我们的身体，气虚了，就出现精神萎靡，倦怠，腰膝酸软，四肢无力，眩晕，自汗，失眠，容易感冒等。这些都是"气"的不足，发动机缺乏动力，家里没钱，说到底，没有底气，一切都是白搭。

2016 年 8 月 15 日 21：45：29

微中医 *383*

病机（十二）——气血失常：气机失常（1）

气机，就是气在体内的运动。气，在我们的体内时刻不停运动着，就好比家里的钱，光存银行里有什么意思？必须不断地挣，又不断地花出去，这就是钱的运动，这样，钱才能使一个家庭生机勃勃，日子越过越红火。

我们身体的全部，无处不是气的运动场所，无处没有气的流动。气机的调畅，保障了五脏六腑的正常生理功能，保障人正常的生理活动。在我们身体，气机的正常运动主要有"升降出入"四种形式。这四种形式形成一个回环，从气的生成、运行到气的消耗，人的所有生理活动，都需要气的推动，滋养，温煦，固摄，在这个过程中不断地生成气，消耗气，这就是人的新陈代谢。

如果气在运动过程中，不论哪一个方面出现问题，升降出入发生异常，都会导致身体生理机能的异常，也就是各种疾病状态。具体而言，气机的异常有气滞（流通障碍）、气逆（过度上升或沉降不及）、气陷（上升不足或沉降过度）、气闭（不能外出）、气脱（不能内守而外泄）几种情况。

家里的钱，也有个升降出入，也需要有个通调管理。升是集中，大家挣的钱，要上缴家长；降是分配，根据各人需要，合理分配；出是花费，购买生活用品；入是积蓄，存银行，以备不时之需。如果家里的钱没有通调管理，各自挣来各自花，这个家也就离破败不远了。

2016 年 8 月 16 日 21：00：26

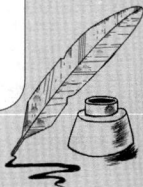

微中医 *384*

病机（十三）——气血失常：气机失常（2）

气滞：滞是滞涩，是不通畅。不通畅，总是有一定的障碍物。大街上堵车，一定是前面出了车祸，把路堵上了。在身体里的障碍物主要有情志不畅，气机郁滞，这是最常见的。生气之后或长时期的郁闷不展，肝气郁结，会出现胸胁胀满或胀痛、嗳气、食欲不振等；还有痰、湿、食、热、寒、瘀血等的阻滞，使局部或全身气机郁滞不畅。

局部或全身的气机郁滞，又会反过来加重痰湿等邪气的瘀滞，它们互为因果，狼狈为奸，影响脏腑功能，进一步导致严重病变。大多数的癌症病人都有长期的心情郁闷。无法释怀的郁闷，会造成气机郁滞，气机的郁滞，又使水液、血液的运行受阻，产生痰湿、瘀血，痰湿、瘀血的长期瘀滞，在局部脏腑郁结，就会积聚成瘤。

在一大家子人中，一个3岁孩子的恼怒生气，没有人会当回事，但如果是家里的大人，挣钱的主力生气别扭，问题就有些严重，他挣的钱不往家拿，或是在别的地方胡乱花，家里的钱就不能正常流通，日子一长，这个家庭绝对是会出事的。

2016 年 8 月 17 日 21：26：50

微中医 *385*

病机（十四）——气血失常：气机失常（3）

有个笑话说，老两口在家吵了架，老头一气之下，开车上了高速公路。一会儿的工夫，老太给老头打电话说："老头子，你开车小心点，我看电视上说，有个车逆行呢！"老头回电话说："哼，有个车？我怎么看着所有的车都逆行呢！"

车堵了，是气滞；逆行的车，就是气逆了。在我们的身体里，气的升降出入是有着严格的运行规则的，当升者升，当降者降；该出者出，该入者入，这是人的正常生理机能所必需的。在我们的五脏六腑中，肺气宣发肃降，肺气逆就咳嗽，胸闷；肝气宜降，肝气逆则头晕，头痛；脾气宜升，脾气不升则乏力，腹胀，腹泻；胃、胆、大肠、小肠、膀胱都下行，宜降，胃、胆、肠、膀胱不降则嗳气，呃逆，口苦，腹胀，尿不通；心气周身流行，推动血液上下出入，不可逆，也不可堵；肾位居下，肾气宜升以温煦推动全身，肾气不升则心火亢，心悸心慌，烦躁；肾气滑脱则遗精、遗尿、腹泻。这只是说个大概，五脏六腑中以肺、肝、胃气的上逆最多见。

"气这个老头"在气头上开着车在高速公路上逆行，如果他很幸运，早些遇到交警，只是罚个钱，扣点分；如果他倒霉，嗨嗨，不说了，怪吓人的。

2016 年 8 月 18 日 21：46：07

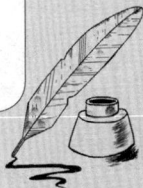

微中医 *386*

病机（十五）——气血失常：气机失常（4）

气陷：陷是陷下。气是如何陷的？陷下，下到哪里去？我们在前面讲气的生理的时候，讲到气有五大功能，推动、温煦、固摄、防御、气化。其中的这个固摄功能，是指气对于机体的血液、汗液、尿液等液体的正常流动有约束作用，不可以任性自流；同时，固摄功能还对全身的脏腑有种固定、举托的作用，人直立的时候，胸腹腔内的肺、心、肝、肾、大小肠、子宫等能够保持各自位置不变不垂，正是靠了气的固定和举托。

如果气虚了，身体的气不足了，不仅仅是推动温煦等作用下降，它的固定举托作用也会下降，从而发生多汗、多尿、出血、胸闷、脏气下垂等，常见的有肝下垂、肾下垂、子宫下垂、脱肛等，都是气陷不举的原因，通过补气升提，用补中益气汤治疗，大都会有较好的效果。举重运动员能举起那么重的杠铃，什么原因？气足啊，只有力气大，才能举起平常人难以想象的重量。

再用家庭举例，气不足就像家里的钱不够用啦，孩子缴不上学费，"陷"在家里了；老人有病，没钱治疗，"陷"在家里了；儿子大了，没钱娶媳妇，"陷"在家里了；再严重些，买粮食的钱也没有了，一家人吃不饱，没力气活动，结果，一家人都"陷"在家里了。

2016 年 8 月 20 日 21：28：26

微中医 **387**

病机（十六）——气血失常：气机失常（5）

这节讲气闭和气脱。

气闭：闭是关闭，闭塞不通，是气在一些突然发生的强大邪气影响下闭阻不通。如突发的大气恼怒，有的人会突发晕厥，面色青紫，牙关紧闭；高热的时候也会突然晕厥；猝然遭受一些秽浊邪气也会令人晕厥。这时候，气机闭塞，内外上下不能周流，就好比新手开车，在起步时突然熄火一样，离合放得快，油门没跟上，发动机一下就熄火了。

车熄了火可以再打火，人的气闭了，体内的气郁闭不通，憋屈而反弹，生气晕厥的人过一会儿，大多会长出一口气，"呼"地醒过来；高热晕厥之人，被掐掐人中、合谷，基本都会缓过来。人中、合谷就是那个打火的车钥匙，开窍醒神，使闭阻的气重新开放，恢复常态。

气脱：脱是脱失，是亡散。邪气太盛或正气大虚，自我把持不住了，气就会突然大量散失。如大量出汗或出血，气随汗或血耗散无度，不能固敛而导致脱失，就会发生晕厥，冷汗淋漓，语息微弱，面色苍白。这是种危险的情况，抢救不及时，正气不能恢复，也许就不能再聚敛起来了。在有条件的时候，独参汤是有效的固脱回阳方子，一味人参，打碎，加水急火烧开，一边烧一边给病人灌服，会很快气回阳转的。

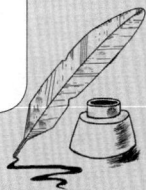

气脱还常见于临终的人，最后一口气，微弱至极，最后脱失消散于茫茫太空之中，一个生命，至此终结。

2016 年 8 月 21 日 21：23：35

微中医 *388*

病机（十七）——气血失常：血的失常（1）

血就如家里的粮食啊，是花钱买来的粮食。粮食的失常，无非是不足和管理的不善。

粮食不足就如血虚。血虚，自然是钱少了，买不回来足够吃的粮食。钱是哪里来的？大人挣的，但大人有时候也会挣不到足够的钱。这就如脾虚，脾胃为气血生化之源，后天之本，脾气虚弱，不能运化水谷，就产生不了精血。家里的主要劳力病了，不但不能挣钱养家，还要花钱治病，如果没有医疗保险，那么这个家庭就有点麻烦。

血虚还有一种情况是失血过多。失血，有慢性失血和急性失血两种。慢性失血如妇女月经量多，这是女性血虚的最常见原因；还有慢性胃溃疡、慢性肠炎、痔疮等导致的出血，这种慢性的出血在开始阶段一般感觉不出来，一旦身体有感觉，往往是血虚到比较严重的情况了。

血的主要生理功能是濡养全身，血虚的人，缺乏了血的濡养，面色虚浮黄胖，唇甲淡白，周身乏力，心慌心悸，形体瘦弱，毛发焦枯，或手足麻木，关节屈伸不利，或两目干涩，视物不清等。

人是铁，饭是钢，一顿不吃饿得慌。家里粮食不足，一家人吃不饱，自然没力气，脸色难看，出门让邻居一看，都知道这家人经济困难，大人孩子都吃不饱。

2016 年 8 月 22 日 21：20：22

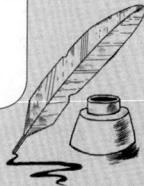

微中医 *389*

处暑

今天处暑。处，有停止，处理，出等含义。停止，是暑天停止了；处理是把暑气处理了，不要了；出，是出了暑天，来到秋天了。不管怎么说，都是夏天过去，秋天来临。

处暑，太阳黄经150°，大地阳气虽还旺盛，但阴气自夏至升发至今，积蓄的力量已不可小觑，前几天的阴雨，就是阴气向阳气发起的一次次进攻，虽然阳气还占上风，但力气是越来越小了，不再是夏日那种盛气凌人的气概。到今天，处暑了，阳气该让位，阴气该为主为君了，尽管秋老虎的尾巴还时不时扫过来，但毕竟是处暑，应该出暑了。

春的生发，夏的成长，到秋天，是收获的时候了。无论是被农人精心呵护的，还是在山野间自生自长的，万千生命都到了收获的时候。丰硕和歉亏，饱满与瘦弱，都是同样一个春，一个夏。时光不会倒流，任何过去了的，都不会重新来过，新的期盼，在明年的春，在明年的夏。万千生命如此，人，又何尝不是如此呢？

2016 年 8 月 23 日 21：34：13

微中医 **390**

病机（十八）——气血失常：血的失常（2）

血瘀：血瘀是指血在血脉中的运行迟滞、不流畅，甚至是瘀滞不行。形成血瘀的原因是多方面的，有气的推动无力，有气的郁滞而血行随之瘀滞，有痰湿瘀浊邪气痹阻血脉而使血行不畅，也有寒邪入络，把血给"冻住了"，还可以是热邪入络，把血给"烤干了"，等等。

血为有形之物，血液瘀滞于脉络，或瘀滞于脏腑，都会形成各种包块。瘀血阻滞气的流通，局部气滞血瘀，不通则痛，出现局部疼痛，这种疼痛如针刺，如锤击，痛处固定，得寒热不缓解。血瘀不行，不能周流营养全身，可出现肌肤粗糙，局部瘀斑，瘀处青紫，唇舌紫暗。

血行如水在河流。上游水足，下游就畅（这是气不虚，能推动）；河道失修，水流自然不畅或溢出河道，成为死水一潭（这是脉络损坏，不能行血）；天寒地冻，河流结冰也是瘀滞（血寒），烈日当空，水气蒸发，河道干涸也是瘀滞（血热）。

家里的粮食也有瘀滞的时候。久贮失于晾晒，粮食霉变结块；有粮无钱，燃料缺乏甚至煮饭的用具都没有，生米难以煮成熟饭，无法食用；水浸热闷，久而发芽，霉变。这些，也是粮食的瘀滞，这些变质的粮食不再是家庭的生活根本，反而成为一些废物、毒物，如果不慎误食，还有可能出现食物中毒，或久而邪聚成癌。

2016 年 8 月 24 日 21∶08∶46

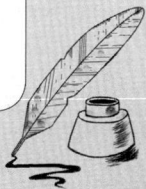

微中医 *391*

病机（十九）——气血失常：血的失常（3）

血热：血热是血失常的常见情况。热是热邪，可以是外界自然风热、暑热、湿热、燥热，也可以是情志化火，内生邪热。

正常情况下，血在脉中运行，不疾不徐，周流全身，无处不到，既不瘀滞，也不溢出。当邪热深入血分，热邪是阳邪，就鼓动血行加速，血行加速到一定程度，血就会溢出脉外，出现各种出血。如多种急性热性病导致的皮下出血，大片的瘀斑或瘀点；胃火上炎牙龈出血；肝火上炎眼睛充血；肝阳上亢或痰热壅盛导致的脑溢血；心火下移至小肠，小便出血；肠胃湿热，痔疮出血；女子血热，月经量多，过期不净，等等，都是热邪充斥血脉之中，迫血妄行所致。

一锅凉水，安详静谧。如果开始加热，水就在锅内上下翻动；加热到水开，锅内沸腾，水气四溢。这就是热的作用。热性主动，总是推动事物加速运动，洪水泛滥，也总是在夏天，也是这个热的力量。

2016 年 8 月 25 日 20：25：55

微中医 *392*

病机（二十）
——气血失常：气血关系失常（1）

气和血，最常见的关系是"气为血之帅，血为气之母"。帅是统帅，气能生血，行血，摄血，总管血的一切；母是承载，气的输布流行，需要血的承载，好比船儿行走在江河。

气是家中的金钱，可以买来粮食，可以使粮食转化为熟食；血是家中的粮食，可营养全家，是全家做工挣钱的基础。

气和血，就是这样，功能不同而又密不可分。生理上互相依赖，在病理上又互相影响。常见的，有气滞血瘀、气不摄血、气血两虚、气随血脱几种情况。

气滞血瘀：血在脉管中的正常运行，依赖气的推动，气如果自身运行失常，如情志不畅，导致气机郁闭，或气虚，无力推动等，都会使血的运行因缺乏了动力而滞涩不前，滞涩不前的血在脉管中瘀滞，就成为瘀血。经常生气，心情郁闷的人，发生肝癌等癌症的可能性较大，就是因气滞而血瘀，血瘀而成瘤。

家里的钱没有个统一调度，谁挣来谁花，今天你买来一袋面粉，明天她又买来一袋，小米没有了，也没人想着买，结果，大家好久都喝不到小米粥，而面粉一袋又一袋，于是，大家胃口大伤。

2016 年 8 月 28 日 21：24：04

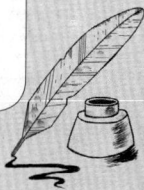

微中医*393*

病机（二十一）
——气血失常：气血关系失常（2）

气不摄血：气不摄血的前提是气虚。气虚，对血的控摄力量不足，血不循常道，就会溢出脉外。如肺气虚导致的咯血，胃气虚导致的吐血，脾气虚导致的崩漏、尿血、便血、衄血等，大量的出血或慢性长期出血，既会导致血虚，又会使气随血出而耗散，从而加重出血。

气随血脱：气随血脱是气不摄血的进一步加重，也可以是突然的大出血，血喷涌而出，气随血而骤失，从而出现严重的面色苍白、冷汗淋淋，甚至危及生命。慢性的气随血脱，则多是因为长期的气血并虚。

气血虚弱：气血虚弱就是上面两种情况的继续。气虚不能生血，不能摄血，会持续加重血虚；血虚不能濡养，不能行气，气也会更虚。这是典型的互为因果，互伤互害。

回来看看我们家里的钱和粮食。家无隔夜粮了，老婆孩子嗷嗷待哺，翻翻票夹子，"当啷"，掉出一个硬币（不是银元啊，一个银元买好多东西的），捡起来在灯底下瞅瞅，这个硬币也许能买一个火烧或是一个馒头，面对几张嗷嗷待哺的嘴，给谁呢？还有再一顿呢？这个惨状，就如同我们身体气血虚了的时候。

2016 年 8 月 29 日 21：47：46

微中医 *394*

病机（二十二）——气血失常：说说桂枝汤

气血失常我们讨论完了，今天看了一个桂枝汤的资料，忽然有个新的认识，和各位老师交流一下，可能专业性强些，请大家谅解。

桂枝汤调和营卫。营卫是什么？我的想法是，营卫就是气血啊，营是血，卫是气。桂枝汤治汗出恶风，汗是什么？血汗同源，汗就是血。在脉中是血，出肌肤就是汗。恶风，是因为气虚，气虚不能御风寒之邪，邪气入侵，停留肌表，所以恶风（寒）。

桂枝汤在《伤寒论》中治太阳中风，也可以说是气虚外感。如果是在内的气血不和呢？张仲景后大量的桂枝汤研究者发表了大量的桂枝汤治疗在内的气血不和的文章，说明了桂枝汤同样可以治疗在内的气血不和，几乎我们上面说到的全部气血失常，都可以使用，当然，要辨证配伍。

桂枝，辛甘温，既入气又入血，对外可以发散风寒，又可强卫固表；对内，桂枝能健脾，疏肝，益心，都是一个辛行、甘补、温通的作用。白芍，苦酸凉，凉润入血，养血，敛阴泻浊。桂枝与白芍的配伍简直就是巧夺天工，一散一收，有补有泻，可攻可补，广泛用于内伤外感气血失常者，其中韵味，只能意会不可言传也。

2016 年 8 月 30 日 21：04：54

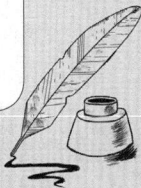

微中医 *395*

病机（二十三）——津液代谢失常（1）

津液，是身体内全部正常水液的总称。津是性质较清稀，流动性大，布散在体表皮肤、肌肉、孔窍、血脉的部分；液是质地较浓厚，流动性小，灌注在骨节、脏腑、脑、髓等的部分。津液之间是可以互生互化的，对机体的作用都是滋润、濡养。

我们身体的 70% 是水分。这些水分，也就是我们说的津液。体内津液的来源自然是饮食水谷，在体内，津液的输布、流动、转化、排泄，是十分复杂的，全部的脏腑都参与津液的代谢，因为全部的脏腑都需要津液的滋润和濡养。

在前面我们讨论生理的时候，说到气是家里的钱，血是家里的粮，津液则是家里的芝麻、花生、核桃类，因为这些食物油脂丰富，富含营养。现在想想，这个比喻不太恰当。芝麻类还是粮食一属，也还是血类。那么，津液是什么呢？我一下午绞尽脑汁，冥思苦想，未得要领。对于津液，在一个家庭中，还真的不好找一个恰当的比喻。我们换一个思路，身体内的津液，就如大地上的江河湖泊，天上的云雾雨雪。这都是水啊，都是水的不同形式，而我们的身体中，也同样有江河湖泊，有云雾雨雪。

水在江河湖泊和云雾雨雪之间的转变，全是太阳的作用，我们身体内津液的吸收、转变、排泄，也完全是因为阳气的蒸腾、气化、推动。所以，津液代谢失常，根本上就是阳气的功能异常。

2016 年 8 月 31 日 22 : 05 : 19

  附：就是刚才准备结束今天的《微中医》的时候，灵光一现，有了！这个津液，是我们家庭里的亲情！

  亲情，看不见，摸不着；津液，有形可见，有质可感，这是二者的不同。除此之外，这二者太像了。亲情，是一个家庭的灵魂，是家庭成员之间联系的纽带，而津液，何尝不是我们身体的灵魂和脏腑间联系的纽带呢？一个家庭如果没有了亲情，这只是几个人的组合；我们的身体，如果缺乏了津液，也就只是一堆干瘪的肉体了。饥饿几天，人依然精神饱满；渴上一天试试？精神萎靡，神思恍惚，甚至错乱。看看，不是灵魂是什么？

  这个灵魂失常了，问题真的很严重。

2016 年 8 月 31 日 21 : 50 : 51

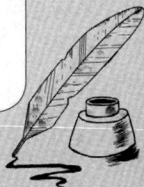

微中医 *396*

病机（二十四）——津液代谢失常（2）

大地上所有的水，在太阳的蒸腾下，化为水气，上升为云，云积厚重，复落大地为雨。这是天地间水循环的基本原理。我们身体内的水，由口摄入，进入胃中，脾气蒸腾气化，上输于肺，肺宣发肃降，通调水道，布散全身，精微为身体所用，混浊不堪者从小便排出。脾气的蒸腾，就像一口锅，锅内的水要沸腾气化，还要锅底下有火。这个锅底下的火就是肾阳。人身的肾阳就如天上的太阳。

大地有时候连续干旱，有时候连续阴雨；有的地方常年少雨，如沙漠，有的地方常年多雨，如热带雨林。

我们的肾阳，这个锅底的火，有时候也会捣乱。它或者猛烈狂热，使锅中水气枯竭；或者火气微弱，使锅中之水一片阴寒，流动不畅。津液代谢失常，主要就是这么两种情况：津液不足和津液瘀滞。

津液不足：想象一下大地干旱的情景吧，天上骄阳似火，原野赤地千里；江河湖泊干涸，所有的植物枯萎焦脆，动物们慢吞吞地在向着可能有水的地方迁徙，不时有老弱倒地……

身体津液不足，失去津液的滋润，内则脏腑枯萎无力，导致口干口渴，小便赤涩，大便干结；外则肌肤枯焦，毛发憔悴，甚者神志混乱，视物不清，妄言妄语，肌肉颤动，手足震颤。

哦，窗台上的这棵龟背竹也缺水了……

2016 年 9 月 1 日 20：53：23

微中医 *397*

病机（二十五）——津液代谢失常（3）

津液瘀滞主要指津液的输布、排泄障碍。

还是需要我们展开想象，想象一下前些日子南方、北方的洪水。我们说，大地的水循环是在太阳的作用下实现的，但是，任何事物都有个度。一个特大号的大锅，满满一锅水，想在几分钟就烧开，无论锅底下是什么火，就是孙大圣神通广大，请来火龙王，也得需要点儿时间吧？

南方的洪水，就如大地这个特大号的锅里突然加入了满满的水，太阳虽然想尽力蒸腾，但是，无奈水太多，何况天空阴云密布，阳光照射不进来，这个锅里的水，是无论如何，也不可能短时间内烧开，蒸腾了。

我们的身体，或年高阳气自衰，或伤损过度，阳气虚弱，不能运化水气，饮食摄入的水气或者是感受外界的湿气，就不能蒸腾气化，也就是烧不开锅了，于是，水湿在体内停留，蓄积，出现各种水湿壅盛的症状，如浮肿，如胸水、腹水，如水湿停留关节导致的关节肿胀疼痛等。

水气重些不要紧，即使不能蒸腾，只要排泄系统功能强大（如青岛的地下排水系统），无论如何大雨倾盆，都不会成为内涝，但是有些地方，排水系统不完善，一旦遇到大雨如注的时候，排泄不及时，就只有内涝为患了，就如前些日子电视上那些泡在水里的街道、商铺、各种车辆。

我们的身体内也有强过青岛地下排水管网的排泄系统，但

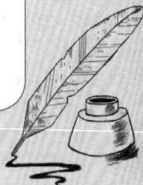

这个系统也需要阳气的推动。脾、肺、肾，是水代谢、排泄的主要责任人，阳气的虚弱，会导致脾、肺、肾功能虚弱。就像人的身体，虽然年轻时在水里泡过，雨里淋过，湿地睡过，这个"锅"都能烧开，水气都能排泄，但年老了，脾肾阳气衰弱，实在心有余而力不足，只能眼睁睁看着水湿泛滥，一片汪洋而徒唤奈何了。

2016 年 9 月 2 日 21：50：19

微中医 398

病机（二十六）——津液代谢失常（4）

脾的主要生理功能是主运化，运化水谷精微，运化水湿。这个运化，就是身体全部水利工程的总枢纽、转运站。饮食水谷入胃后，经胃的腐熟，进入小肠，泌别清浊，清者上输于脾，脾气散精（布散精微）；脾的布散、升腾作用使津液上行，输于肺。

脾的这个功能特点是升，常说脾气宜升，就是这个意思，大家看啊，脾胃居身体的中间位置，饮食水谷入胃是在中间这个部位，我们吃饱喝足了，哪里满了？胃啊，酒足饭饱后腹满的惬意大家是都有体会的。胃将水谷腐熟后下输小肠，小肠泌别清浊，区分开营养物质和糟粕，这些营养物质（包含津液）就需要脾这个总枢纽、转运站发挥作用了：上输于肺。

如果脾气虚弱，不能上输了，这个总枢纽调度无力，转运不动，那么，这些物质（精微、津液）就瘀滞在肠胃之间了。"脾胃者，仓廪之官"，仓库里的东西满了，调度不出去，于是，发生各种瘀堵了：胃中满了，就会导致腹胀——不再是酒足饭饱的惬意，而是腹胀不舒的难受；水饮——有时候有人胃里水动荡的声音别人都能听得见；浮肿——水湿运化不开，蓄积停留于脏腑之间，发生胸水、腹水，停留于皮下发生水肿。

脾这个总枢纽是得罪不起的。一旦得罪了，它发个脾气，给你点颜色瞧瞧，就是这一身的水肿（肥胖）。

奉承、巴结这个领导的最好的办法，就是饮食的七八分饱，

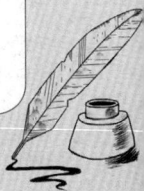

让它有活干（体现出领导的作用，满足它的虚荣），还累不着它，仓库里井井有条，来什么出什么，来多少出多少，清爽利索，迅速快捷，这样就是个好脾胃，好领导了。

2016 年 9 月 4 日 21：13：53

微中医 *399*

病机（二十七）——津液代谢失常（5）

脾是水利工程的总枢纽，它上面的肺就是这个水利工程的输送管线系统。肺主宣发肃降，通调水道。脾气输送来的津液在肺的宣发肃降中灌溉全身，发挥生理作用。水性下趋，肺位最高，向下的宣发肃降是利用了地球的自然引力，所以这个输送是轻松的。

但是，不要以为轻松就可以掉以轻心。肺的通调水道，并不是完全的放任自流，完全任地球的引力而随意下趋。那身体内的水岂不都灌注到小腹或下肢去了？

肺对水的通调，也是需要肺气的推动、统摄，把津液输送到全身而不是随意的什么地方。当肺气虚弱，无力推动的时候，水湿就会壅聚在肺，出现胸闷，咳嗽，吐痰；如果外感邪气（风、寒、热、暑等），郁闭肺气，肺气不能宣发肃降，水湿也可以停留于肺，也会导致咳嗽吐痰。这些痰，就是停留的津液不能转输，瘀滞成痰了。

出汗，也是水液代谢的一个重要出路。汗为心之液，汗液的排泄由心气推动，无心气推动，汗液不会自动排泄，但肺主皮毛，汗是由皮毛发散而出的，所以，汗的排泄由心气所主，肺气控摄。肺气郁闭，毛孔闭塞，汗不得而出，如感冒发热的时候，会出现面色红赤甚至全身通红，而没有一点汗液，这时候发汗是最主要的疗法；肺气虚弱，不能随需要而开闭毛孔，汗液随时而出，这是肺气虚，卫表不固的自汗。还有阴虚内热

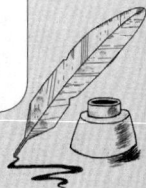

的盗汗，虚热内迫，入睡后肺气内敛不固，所以夜间出汗。

这个管线系统，需要道路畅通，各级闸门开阖自如，才能很好地完成津液的输布，也是一个得罪不起的部门。

2016 年 9 月 5 日 20∶55∶49

微中医 *400*

病机（二十八）——津液代谢失常（6）

天空一丸丽日，人身一息真阳。

天空一丸丽日，朝升暮落，演一日晨昏昼夜；或远或近，成一载春夏秋冬。

朝升而阳气升发，暮落而阴气隆盛。阳气升发，水气蒸化，上浮为云；阴气隆盛，水气凝结，下降为雨。

春夏温热，水气流行四布，灌溉九州，百草得滋润而繁茂，万花有涵养而盛开；冬夏寒凉，水气凝结难行，冰封大地，万物闭藏而待来春。

人身之水，效天地之流布。得肾中元阳之蒸腾，脾气之运化，肺气之敷布而流行五脏六腑、四肢百骸、肌肤筋骨、血脉经络，全身有水气之滋润而生机盎然，嬉笑怒骂，哀乐忧思皆成丰富之生活。

肾中元阳，有虚而无实。或因先天之不足，或因后天之斫丧，或因邪气之伤伐，或因年老之气衰，元阳虚损，势弱力微，如冬日之残阳冷乎冽乎，全无半点温热，水气失于温化而凝结。

肾中元阳亏虚，脾无运化之动力，肺失布散之推动，于是，水气凝于胸腹为胸水、腹水，为水饮、支饮；凝于肌肤为水肿痰湿；凝于筋脉关节，为痹为痿；凝于脏腑为癥为瘕。

尿为水中之浊者，赖肾阳之蒸腾，清者上升入脾肺，浊者下趋于膀胱。"膀胱者，州都之官，津液藏焉，气化则能出矣。"气化者，元阳之蒸腾也。元阳不足，蒸腾无力，水蓄膀胱，或

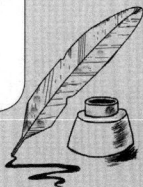

小便频数，或小便不通。水渠不通，上游无减排，于是，水湿泛滥而成灾矣。

锅中之水，锅底火气旺则蒸腾飞扬，锅底火衰则形寒气微，水气不流，久而水腐气败，不可闻也。

2016 年 9 月 6 日 20：23：14

微中医 *401*

病机（二十九）——津液与气血的功能失常

津液的化生、输布、排泄，无不依赖气。气的推动、控摄、气化，都是津液正常运行所必需的。上面说到的脾、肺、肾对津液的功能，也即气的功能。

津液与血液，同属流动的液体，都具有对机体的滋润、濡养作用，都来源于水谷精微。水谷精微入于脉则为血，出于脉，是为津液。所以说"津血同源"。

既然津液与气血在生理上是如此的关系密切，那么在病理上自然也是互相影响的。水肿的病人会有乏力、肢体酸痛等，是因为水湿阻滞了气的运行，气不能运行全身，而不能推动血液。痰湿阻肺，肺气不利，就胸闷，咳嗽。

暑天常有中暑的人，先是大汗淋漓，然后面色苍白，呼吸微弱。这是"气随津脱"，即机体正气随汗液大量外泄而发生的危急状态。

大病久病之人，气血亏虚，津液内涸，不能滋润濡养，血属阴，阴虚则热，故而出现津枯血燥，心烦不安，口鼻干燥，五心烦热，肌肉消瘦，皮肤干燥，或脱屑瘙痒，或肌肤粗糙皲裂。

2016 年 9 月 7 日 21：29：47

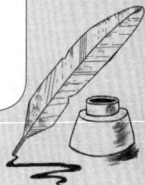

微中医 *402*

病机（三十）——内生五邪（1）

由于身体内部气血津液的代谢输布障碍，五脏六腑的功能活动异常而产生的邪气，是为"内生五邪"。

内生，是说这些邪气由内而生，区别于自然界的"风寒暑湿燥火"六淫外感邪气。

内生五邪，又有类似于六淫邪气的特点，如风的善动，火的炎热，寒的凝滞，湿的黏滞，燥的干焦。这内生五邪，既可单独发生，也可以如同六淫邪气一样，兼夹相生，致人疾病。

一个家庭，也时常有"内生五邪"。整个一部《水浒传》里，凡有家庭的，几乎都出现这种"病邪"，从而使一个家庭破裂，主人公走向梁山。如卢俊义的主管李固，沂水那个贫苦老太的二儿子李逵，杨雄的老婆潘巧云，武大的老婆潘金莲，等等等等。就算梁山老大宋江，在家时对外仗义疏财，济危扶困，对内，大约也算不得一个孝子吧？在公安局干得好好的，却去与晁盖吴用等称兄道弟的，人家出了问题还去竭力帮助，偷偷去送信，结果连累全家。

如果一个家庭内部团结，上下一心，是不会产生内邪的。只有在内部发生问题，互相之间融合异常，才会产生这些内贼、内鬼、内奸。而这些内邪一旦生成，又会对这个家庭产生严重影响，甚至导致这个家庭的破裂，上面说到的，最后不都是四分五裂了么？

2016 年 9 月 9 日 21：33：51

微中医 *403*

病机（三十一）
——内生五邪（2）：风气内动

　　风气，即风邪；内动，是指在体内发生。在体内发生的风邪，主要与肝有关，所以，风气内动也叫肝风内动。

　　风为阳邪。风气内动，有虚实两种。属虚者是阴不足，相对的阳有余，而阳有余则火热亢盛生风。属实者，体内火热亢盛，如嗜食辛辣，如感受外界火热邪气，邪热入里等。邪热亢盛有余，热盛则生风。

　　风性主动。不论是虚风实风，都有动摇、震颤、麻木、肢体歪斜、眩晕、口眼㖞斜等症状。

　　家里如果有这么一位性格暴躁的成员，就是家里的“风源”。一旦生气发火，轻者捶门击窗，重者摔锅砸碗，甚至使整个家庭摇摇欲坠。这就是“风气内动”。

2016 年 9 月 10 日 20：48：54

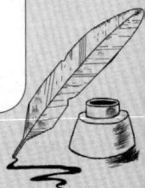

微中医 *404*

病机（三十二）
——内生五邪（3）：寒从中生

寒从中生，是指寒邪自内而生，即内寒。外寒是自然界的寒气，冬天的主气，伤人即为寒邪。

自秋至冬，天气日渐变冷，到冬天，千里雪飘，万里冰封，大地一片寒气彻骨。冬天太阳离我们远了，照射过来的阳光热量降低，所以，冬天冷，下雪，冰封。这就相当于自然界阳气不足，而阳虚则寒。

这同样是内寒产生的基本原因。人因禀赋不足，先天阳弱；或感受外界寒邪，损伤机体阳气；或年高阳气虚衰，机体阳气不足，就会导致"阳虚则阴盛，阴盛则寒"。

身体阳气不足，不能温煦，出现畏寒肢冷；不能推动气血，出现面色苍白，乏力，筋脉拘挛，肢节疼痛；不能推动津液输布，水湿停聚，出现水肿，肢体浮肿，小便清长，大便泄泻等。

就好比两口子。新婚燕尔，你恩我爱，说不完的情话，逗不完的乐子，这是因为彼此阳气充足。日子久了，或为生活所累，或为性格不合，或为外因所诱，失去了初时的热烈浪漫，日子平淡下来，感情冷淡下来，"阳虚"则"阴盛"，"阴盛"则"寒"，小家庭如死水一潭，再也听不到那欢歌笑语了。于家庭而言，这就是俗称的"七年之痒"，在身体就是"寒从中生"。

2016 年 9 月 11 日 21：07：19

微中医 *405*

病机（三十三）
——内生五邪（4）：湿浊内生

前面我们讨论津液代谢失常，说了许多。正常的生理情况下，津液是我们身体须臾不可缺少的，如果代谢失常，体内津液不能正常输布、代谢，就转化为湿邪，这就是湿浊内生。

与湿浊内生关系最大的是脾。脾是身体水利工程的总枢纽，上面来的水，蓄积在水库里，脾按照身体的需要，及时开关闸门，向全身输送津液。如果这个总枢纽发生问题，天上还继续下雨，水库里的水蓄得满满的，下面需要水的灌溉，却输送不出去了，水库水漫为患，是湿浊壅盛；下面大片田地得不到水的灌溉，农作物盼水度日如年。

脾生水湿，都是我们自己惹的祸。饮食无节，暴饮暴食，损伤脾胃；嗜食寒凉，损伤脾胃；肝气郁结，损伤脾胃；久卧久坐，缺乏运动，气机郁滞，损伤脾胃……许许多多的不良习惯，都将伤害指向脾胃，天长日久，就是铁打的脾胃，也会因长期超负荷运转而疲乏，继而罢工。

脾胃的罢工，就是这个总枢纽的失灵。于是，水湿停聚，灾祸横生：水停胸肺，咳嗽吐痰，胸闷憋气；水停腹中，腹胀如鼓；水停皮下，肌肤水肿，足胫肿胀；水停肌肉，肥胖臃肿……

2016 年 9 月 13 日 21：23：25

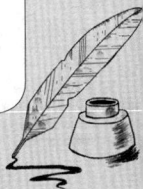

微中医 *406*

病机（三十四）
——内生五邪（5）：津伤化燥

与上面的湿浊内生完全相反，津伤化燥是指身体津液不足。津液不足，无论是在自然界还是在我们的身体，都会导致干燥。

大自然云升雨降，丰沛于当丰沛之地，如热带雨林；吝啬于该吝啬之境，如漫漫沙漠。天地相合，阴阳相交如影随形，如鼓应桴。

在我们身体，五脏六腑的功能正常，胃能正常摄纳水谷，脾能正常运化，肺能正常布散，肾能正常蒸腾，则水津四布，何燥之有？若脏腑虚弱，摄纳既不足，运化布散又失常，或大汗，大出血，大吐大泻，骤伤津液，或邪热亢盛，耗伤津液，都可使身体津液不足，无以滋润而燥邪内生。肌肤失润则干燥不泽，甚至皲裂；津液不能上承则咽干口燥，舌上无津，甚至舌体光红无苔；津液不足，谷道干涩则大便秘结；燥伤膀胱则小便赤涩热痛；燥邪伤肺则干咳无痰，胸闷胸痛；燥邪伤胃则干呕，唇焦脘痛。

眼下正是中秋，燥气最盛时节。若素日体质阴虚，津液不足的，就应注意啦，忌食辛辣厚味，宜食甘润多汁的果蔬类，梨是首选之品，而藕、山药、萝卜、胡萝卜、大枣、苹果、葡萄，等等，都是美美的哦。

2016 年 9 月 14 日 21：32：38

微中医**407**

病机（三十五）
——内生五邪（6）：火热内生

火热内生，是最常见的内生邪气。我们常说"上火"，牙痛、咽痛、头痛、眼红等都是"上火"。

火、热，同属阳盛有余、机能亢进的病理现象。火，重些；热，轻些，"热为火之渐，火为热之甚"。最好理解的是古人的钻木取火。拿一块木头或石头，在另一块木头上摩擦，先是木头发热，然后，越来越热，最后着火了，这就是"火为热之甚"。

内生火热，多见于身体阳热过盛，或其他邪气郁滞，或情志郁怒，这都是实火。这类火热邪气，不论是什么原因，基础的都是郁。家里的粮食放久不晾，锅里的剩饭放久不吃，甚至橱里的衣物久放不通风，都会发热。何况我们的身体是一种气血流行不止，脏腑活动不停的生命体，一旦郁滞不通或不畅，就会发热生热。还有一种虚火，就是阴虚火旺，阴气不足而阳气偏胜，阳盛则热。这也是一种内生的火热之邪。

内生火热邪气，随所在位置不同而表现不同。大体上，以三焦论，热在上焦，则头痛，咽痛，牙痛，口干，耳鸣，耳聋；热在中焦，则胃脘燥热，口干，口疮，口臭，腹胀，烦躁；热在下焦，则小便赤热涩痛，大便秘结，痔疮，大便出血等。

两口子有了矛盾，最重要的在于交流，化解矛盾，千万不能冷战，冷战即"郁"，郁结日久没有不化火的。家庭里的这种

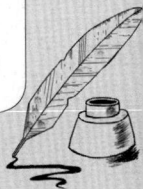

内生火热，可是了不得，轻则伤感情，给二人的感情留下裂隙；重了，是会把这家烧焦的。这火，不是"冬天里的那把火"。

2016 年 9 月 16 日 21∶57∶06

微中医 *408*

病机（三十六）——脏腑病机

今天开始讨论脏腑病机。

脏腑，即五脏六腑，心、肝、脾、肺、肾，胆、胃、大小肠、膀胱、三焦。在前面我们讨论人的生理的时候，反复说，我们这个身体，是以五脏为中心，通过经络络属了五官九窍、四肢百骸的这么一个有机体。

既然生理上是这样，那么在病理上，相应的也是五脏六腑、五官九窍、四肢百骸之间互相联系，互相影响的，其中的脏腑，又是一切病理变化的基础，无论什么样的病变，或多或少，都与某一个或几个脏腑有关联。作为一个中医医生，在临床治病的全过程，也必须是在望闻问切之后，综合收集到的各种临床资料，最后落实到脏腑，确定某一脏腑或几个脏腑的病机演变。这是确定治疗方案、决定用药的关键。

前面说的阴阳、气血、津液、内生五邪等病机的分析，最后也要落实到脏腑上来。无论是阴阳还是气血津液，还是内生五邪，也都是脏腑的阴阳。脏腑的气血津液，各种的阴阳失调，气血津液的失调，内生的邪气，都是与某一个或几个脏腑的关系更大些，要准确把握某种疾病的根本病机，还是要归结到脏腑上来。

这就像一个家庭出现了矛盾，吵闹不休，老人看不下去了，过来调解，总是要广泛听取大家的说辞，然后做出一个判断，找出问题发生的关键，抓住一个或几个年轻人的错误，进行批

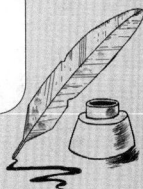

评分析。他不可能太过偏心，否则大家不会服气，他说的话也就成了耳边风，甚至会起一些相反的作用。

所以，脏腑病机很重要。

2016 年 9 月 18 日 21：33：49

微中医*409*

病机（三十七）——脏腑病机：心（1）

　　心为君主之官，是个总司令，是个家长。心安定则三军安定，一家安定；心不安，则三军混乱，一家无主。所以，心的病变会导致全身功能紊乱。

　　心的生理功能是主神志，主血脉，管大事的。要管好这个大事，心阳与心阴，心气与心血必须协调和顺，互根互生，既相互滋生又相互制约，这是维持正常生理功能，维持人体正常生命活动的必要条件。如果心阳心阴、心气心血之间不协调，不和顺了，那么人的神志、全身血脉的运行就会出现问题。

　　心阳亢盛：心阳的亢盛，也就是我们常说的"心火"。这个心火，有虚有实。心火虚者，是劳心过度，暗耗心血，心阳因阴虚而亢盛。林黛玉心思太细，思虑过度了，心阴耗伤，所以，她时常咳血，这就是心火伤了血络，所以出血。心火实的是邪热入里，如发高热的人，神志昏迷，或胡言乱语，邪热扰乱心神，神志迷乱。或者是发高热的人，皮下出血，是邪热迫血妄行，心主血脉的功能被破坏。

　　心阳不足：心阳虚，多由心气虚发展而来。气、阳主温煦，主推动，主摄纳，阳气不足，不能温煦则形寒肢冷；推动无力则血行迟滞，胸闷胸痛；摄纳无力则神疲语怯，虚汗淋漓。

　　这个家长不好当啊，如果调度无方，只靠高压粗暴，压得了一时压不了一世；若自身虚衰，手下坐大，不听调度，也是一盘散沙。

　　2016 年 9 月 19 日 20：46：26

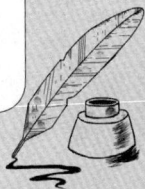

微中医 *410*

病机（三十八）——脏腑病机：心（2）

心，我们这个万能的君主，也有不万能的时候，譬如上面说的心阳亢盛，心阳不足。亢盛了，粗暴简单，独断专行，大家会离心离德；不足了，管理无力，统帅无权，下面的人就会趁机造反。

大家看《动物世界》，一个猴群，首领身体健壮的时候，群内的长大了的雄性猴子还是乖乖服从管理，见了母猴装出一副不理不睬的样子。如果猴首领年老体衰了，那么成长起来的雄性猴子就计划夺权了，瞅准机会，向首领发起攻击。首领胜了，抢权者甘拜下风；首领败了，只有含羞忍辱，让出首领的位置以及众多妻妾，独自默默惨然地度过晚年。

我们的心虽然不会让出首领，衰弱了也还是首领，但对全身的统领、控摄、推动、滋养等作用会大大减弱，这也就是许多与人的神志、血脉有关疾病的原因。

心气、心阳是功能，还有心血、心阴是物质。还是这个君主，这个家长，能力不足是气虚阳虚，物质不足就是阴虚血虚。

心阴血不足：多因劳心过度，俗话说的"为这个家操碎了心"，耗伤心阴；或情志郁结，化火伤阴；或体内邪热偏胜，灼伤心阴，都可使心阴虚亏不足。只要心阴不足，心这个家长手中就无可以赡养家人的钱粮，家人就会躁动不安，发生健忘、神志昏乱、烦躁、失眠、多梦、心悸心慌、遗精盗汗等。

2016 年 9 月 20 日 21：27：09

微中医*411*

病机（三十九）——脏腑病机：心（3）

心血瘀阻：心血瘀阻，也叫心脉痹阻。意思一样啊，血在脉中，脉有阻隔，血自然运行不畅。瘀是瘀滞，心血瘀滞不行，就是痹，痹者，闭也，也是阻塞不通的意思。

这个心血瘀阻，基本相当于我们容易理解的"冠心病"。我在《微中医》中尽可能避开西医概念，以免让大家思路混淆，中医就是中医，西医就是西医。但是在这里，对这个"心脉瘀阻"，我还是直截了当地说基本相当于"冠心病"，这样大家容易理解，但它不完全等同于"冠心病"。

心脉痹阻，就是心的血脉痹阻不畅或不通。心脉不通，心失血养，神志无主，出现心慌，心中惊惕，强烈的恐惧感，甚至神识昏乱，烦躁不安；血脉痹阻，气机不通，不通则痛，出现胸痛如针刺，如压榨，甚至暴痛亡阳，汗出淋漓，面色苍白或灰暗，重则阳气散亡而殒命。

阳气虚弱，推动温煦无力；阴血不足，心失血养；肝气郁结，气滞血瘀；寒邪内生，凝结血脉等，都可导致心脉痹阻。最常见的是暴饮暴食，身体肥胖，体内痰湿壅盛，从而瘀阻血脉。素日嗜酒、嗜肉食者；体肥胖者；多劳多虑少运动者，突发心脉痹阻，阴阳离决，瞬间猝死者，时有所闻。

心脉痹阻的心，是个昏君，置天下不顾，置百姓不顾，花天酒地，胡作非为。夏桀、商纣、周幽王、司马衷、杨广、赵佶、朱厚照，等等，都是昏君。只要是昏君，没有不丧身

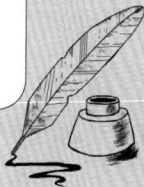

亡天下的。

2016 年 9 月 21 日 21：15：30

微中医 *412*

秋分

去年秋分，写过秋分。找出看了看，总感觉意犹未尽，再做些补充。

二十四节气，四立，二至，二分，是大节，是气候的转折点，其他的都是过渡。这几个重要的节气，或由寒向热，或由热向寒，四立是节气起点，二至是极点，二分是均点。春分秋分，都是白昼黑夜相等，阴阳平均。但是，春分是阳盛阴衰，天气逐渐变暖变热；秋分是阴盛阳衰，天气逐渐变冷变寒。

"一场秋雨一场寒，十场秋雨要穿棉"。秋分过后，白天越来越短，寒气越来越重，地表温度开始降低。随着天地间这个变化，我们的身体也随之相应，阳气内敛，体表阳气偏虚，阴气偏重，不再出汗，以与自然相顺应；体内阳气渐重，阴气渐弱，以容纳内敛的阳气。

为了顺应这个变化，早晚须及时添加衣物，勿使露体着寒；饮食宜温，顺应内敛的阳气，勿过食寒凉，伤害阳气。

有些朋友提出来了，前面不是说要春捂秋冻吗？你在这里又说及时添加衣物，勿使露体着寒，这不是矛盾吗？我们听谁的？

乍听起来，是有些矛盾呵，其实并不矛盾。秋分后及时添加衣物，是不要让肌肤在早晚的寒气中过分暴露，因为这个时候的肌肤刚从夏日过来，毛孔还没完全闭合，对寒气的防御还是不足的，容易受寒；"秋冻"是指不要过早穿得太暖，使肌肤

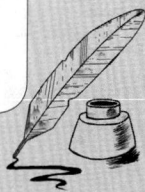

毛孔不易闭合，毛孔闭合不好，至冬就容易感冒。

最主要的，是自我感觉的适宜，是因人而异。

2016 年 9 月 22 日 21：45：17

微中医 *413*

病机（四十）——脏腑病机：心（4）

心为君主，为家长，在疾病的状态下，这个君主、家长不可能不影响到其他的脏腑。就如这个家长心情不好的时候，小孩子们要小心了；如果这个家长身体不好，最担心的是他的妻子、父母，他们可能会因此而寝食不安。

心火亢盛，火热邪气上冲，会影响肺的宣发肃降，出现咳嗽，胸痛；痰热扰心，心神不安，会使人精神错乱，颠倒妄想，影响到脾的运化而不思饮食，影响到肝的疏泄而胸胁胀痛；心血不足，脾无所统，可以见到面色萎黄，精神困倦等；心在上属火，肾在下属水，心肾相交，则水火既济，若心火亢盛，不理睬肾这个老关系户了，火气不能下交，肾水得不到心火的温煦而凝滞不化，就会发生水肿、腰膝冷痛等。

写到这里，我做了许久的停顿，思考到了一个新的问题。为什么、凭什么心是君主之官？是个家长？尽管我在整个《微中医》里都是这样讲述的，整个中医传统理论几千年来也是这样讲述的，仔细想想，这是与整个中华文化一脉相承的，这是一个大话题，在此不做讨论，我只是想说一句新的思考：五脏六腑之间在生理上是相互依存、相互联系的，在病理上也是相互影响的，他们之间应该是一种平等的关系。

2016 年 9 月 23 日 20：35：10

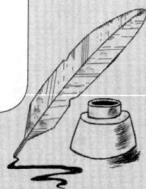

微中医 *414*

病机（四十一）——脏腑病机：肺（1）

肺，主气，司呼吸；主宣发、肃降；通调水道；朝百脉，主治节。

肺在人体脏腑中，位置最高，形如伞盖，所以肺有"华盖"之称。这个"华盖"，可不是鲁迅先生说的"运交华盖欲何求，未敢翻身以碰头"的华盖，那种情况是一片郁闷、怅惘之气。肺的"华盖"之称，是因为肺是实实在在的脏腑之"盖"，可布散清气，覆盖机体，以维持各种生理活动。

肺又有"娇脏"之称，"娇"者，嫩也，不耐寒热也。肺呼吸不停，不舍昼夜，凡自然界各种气，不论清气浊气，都被吸入肺中，肺也就难免受到邪气、浊气、秽气的伤害侵袭，所以"娇"。你看，脾、肝、心、肾，都藏在胸腹中，不与外界接触，自然不易受伤害，大约世事皆如此，干得多，毛病自然也多。

凡脏腑皆有阴阳，而肺主气，生理功能以气为用，阳气的温煦、推动等作用体现在气的出入上，因此，在肺的病机中少有论及肺阳虚，盖肺阳虚即肺气虚也。

同时，肺朝百脉，全身的血脉都入肺，出肺，百脉之血周流不休地朝会于肺，所以，临床所见肺的疾病中也就少见肺血不足，若是阴血不足，则多是肺阴的不足。

前面我们讨论脏腑生理功能的时候，把肺比喻成父母之下，众弟妹之上的大哥，这个大哥自有大哥的气派，个性是比较强的。

2016 年 9 月 25 日 20：14：47

微中医 *415*

病机（四十二）——脏腑病机：肺（2）

肺气不宣：指肺气不能宣发，多见于感受外界寒邪，寒邪性质是凝滞、收敛的，我们突然冻一下子，会觉得身上怕冷，发紧，起"鸡皮疙瘩"，这就是寒邪造成的肌肤的凝滞。肺主皮毛，皮毛受到寒邪的侵袭，肺气就郁闭不畅了，不能宣发了。好比我们的家门口被外人堵住了，家里的人出不来也进不去，这就是肺气不宣。肺气不宣，则呼吸不畅，出现鼻塞、流涕、喷嚏、咳嗽。毛孔闭塞，汗出不来，皮肤就会干燥灼热。我们常常见到人在受寒之后，寒冷，无汗，发热，面红，这就是邪气郁闭，肺气不宣的结果。

肺失清肃：肺气的功能，除了宣发之外，还有一个肃降。肃降，就是清肃沉降。肺在胸腔，居于脏腑的最高位置，称为"华盖"，这个"盖"，要起到覆盖、保护的作用，这个作用必须是向下的。这就是肺的肃降。我们的身体就是这么奇妙，在上的要有向下的功能，在下的要有向上的功能，在外的要向里，在里的要向外，如心火的下降，胃气的下降，脾气的上升，肾水的上升等，只有这样，我们的身体才是一个活泼泼的有机体。

肺可以受到各种邪气的阻塞，如痰、湿、寒、热等，整个肺被这些病邪堵住，肺气就不能下降，就会出现胸闷、喘息、胸痛、痰多、咳嗽等。这就像家里不但门口被堵，甚至院子里也被外人占领。

2016 年 9 月 26 日 21：58：52

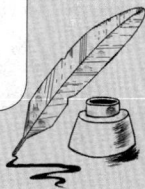

微中医 *416*

病机（四十三）——脏腑病机：肺（3）

肺气虚损：肺气虚损，即肺气不足，也就是肺的功能不足。

家里被外人侵占，自己不能维护、保养自己的家庭，时间长了，这个家也就会败落下来。风、寒、痰、热诸邪气损伤肺气，久久不能祛除，肺气不能得到及时的恢复，久了自然就虚损。其他脏腑的病、慢性病，长时期损伤脏腑功能，气血因此而虚弱，也会影响到肺。如脾虚，气血生化不足，没有足够的气血补充，肺气不能布散精微，自身也得不到营养补充；肾虚，不能纳气（肺的呼吸是需要肾气摄纳的），肺的呼吸没有根了，也会导致肺气的虚损。

肺气虚损，功能不足，主呼吸功能就会降低，甚至衰微，病人会出现形气怯弱，呼吸无力，出多入少，胸闷，有痰无力咳出等。肺气虚弱，不能宣降精微，不能通调水道，水谷精微壅积，化生痰湿、水饮，会出现胸闷、胸痛、痰多，甚至全身浮肿。

一个脏腑虚弱了，功能不足，发生各种病状；一个家庭虚弱了，经济困难，日子捉襟见肘，家人在外人面前都抬不起头来；一个国家虚弱了，那老百姓的日子将会是苦不堪言的，比如现在的叙利亚、伊拉克。

2016 年 9 月 27 日 21：14：12

微中医 *417*

病机（四十四）——脏腑病机：肺（4）

肺阴虚：外感风热，首先伤肺，因为肺气通天气。风热邪气在肺里长时期不能疏散排出，会损伤肺阴；久病痰热郁结于肺，肺阴也会随邪气化为痰热；情志不畅，郁久化火，火热内郁，也可灼伤肺阴；天气干燥或居处干燥，呼吸之气水分不足，肺呼吸时缺乏水气的滋润，也会损伤肺阴。

阴虚则热。肺阴虚，肺内津液不足，燥热充斥，肺气不利，出现干咳，无痰或痰少质黏，气短，潮热，盗汗，五心烦热，胸闷，胸痛。邪热损伤血络，则痰中带血，甚至咳吐鲜血。

实在不好意思再拿林妹妹说事，不过她确实是典型的肺阴虚。《三国演义》里，周瑜斗不过诸葛亮，气量又太小，被诸葛亮气得吐血而亡，也是肝郁化火，邪火内伤肺阴，损伤肺中血络所致。这让我又想起来鲁迅先生的小说《药》中的华小栓，得的是肺痨，肺痨基本相当于肺结核，从中医辨证，肺结核的咳嗽吐血，也是肺阴不足所致，虽然他爹华老栓从刽子手手里买到了人血馒头，并且华小栓也"趁热"吃下了，但最终还是没有活命。鲁迅先生从给他父亲抓药（那个方子中的蟋蟀要原配的一对），到这个人血馒头，看到的都是中医的糟粕，怪不得他对中医没有好感，其实中医许多的精华，我估计他在日本学医没看到，后来他偏向文学，也就更没看到了，如果先生好好地研读过《黄帝内经》，就一定知道中医确实是个宝库。

2016 年 9 月 28 日 21：30：12

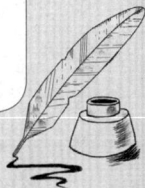

微中医 *418*

病机（四十五）——脏腑病机：脾（1）

脾的生理功能是主运化，升清，主统血，主四肢肌肉。

我们还得再说说这个运化。运化是脾的主要生理功能。从字面上看，运是运动，化是变化。什么运动？转运什么？运动的是脾的阳气，脾的阳气运动，产生一种变化，就是让入胃的饮食水谷转化为水谷精微。好了，这就是运化。

那么，这个运化过程具体是怎么样的呢？西医说饮食入胃，在胃中由胃的蠕动，胃液的参与，形成食糜，然后进入小肠，小肠吸收其中的各种营养成分，下一步，进入大肠，吸收水分，然后糟粕形成大便，排出体外。这是个大致的过程。其中又有许多酶的参与，各种分子、离子的运动。西医研究的就是这种直观的、物理化学形式的运动。

这就是中西医理论的不同。一粒种子，春天种在地里，有阳光的照射温煦，有水的滋润，它就发芽长大了。为什么会发芽呢？为什么会长大呢？因为它是一粒种子，而不是别的。一块石头，一块朽木，无论阳光怎样照射，水分多么充足，它也不会发芽，因为它是一块石头，一块朽木。现代科学则从种子的胚胎结构，各种分子的功能中去分析为什么种子发芽，而石头不发芽。

两种文化的根本区别在于角度的不同。中医从自然的运行变化，太阳（阳气）大地（阴气）的运行看事物的变化，认可这种变化，也去把握这种变化，利用这种变化，这是一种"形而上"的思维方式，是向上看，向远看，向外看。现代科学从物理化学的角度去分析，研究事物的变化，是一种"形而下"的思维，是向下看，向近看，向里看。

没有谁对谁错，没有谁高谁低，只有方式方法的不同，看问题的角度的不同。理解了这个区别，对于很好地理解、把握中医，非常重要。

2016 年 9 月 30 日 21：52：27

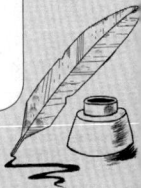

微中医 *419*

病机（四十六）——脏腑病机：脾（2）

前天的微中医，拐了个弯，不知大家对中医的理解好些不？其实中医就是我们生活中的东西，从我们的生活中去发现、去理解中医，一切就显得简单了。运化是脾的功能，疏泄是肝的功能，宣发肃降是肺的功能，等等，都是这样。

脾的这个主运化，是运化水谷精微，运化水湿，同时，对肝的疏泄、心的主神志、肺的宣发肃降、肾的藏精等都有密切的关联。脾运化的水谷精微，是我们各种生命活动的物质基础，没有脾的这个运化，水谷精微不能布散，人做什么也就没有力气了。俗话说的"人是铁，饭是钢，一顿不吃饿得慌"，中医说的"脾为气血生化之源、后天之本"，也是这个意思。

脾气虚损：脾气虚损，就是脾的功能不足。长期暴饮暴食，损伤脾胃；长期饮食不足，缺乏水谷精微；大病久病，劳倦、思虑过度，损伤脾胃；先天脾胃不足，年高体质虚弱等，都可使脾气虚弱。这就如一个体质虚弱的人，你让他去挑重担，走远路，都是办不到的。脾气虚损，运化无力，饮食中的精微不能吸收、输布，机体得不到精微的营养，会出现精神萎靡，全身乏力，失眠健忘，头晕眼花，腹胀腹泻，脱肛，子宫脱垂，等等，这些机能不足，都是脾气虚损所致。

昨天我在路边看到一位清洁工人，大约六十多岁了，体质孱弱，扫大街的行动是那样的迟缓、虚弱无力。别的不说，他有没有其他的病我也不知道，但他脾气虚损是一定有的……

2016 年 10 月 2 日 21：27：02

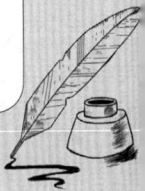

微中医 *420*

病机（四十七）——脏腑病机：脾（3）

脾阳虚衰：脾阳虚衰，就是脾的阳气不足，多由脾气虚弱发展而来，也可以缘于肾阳虚衰，脾阳没有肾阳的温煦而自身阳气随之虚衰。脾阳虚衰，阴寒内生，会出现形寒肢冷，腹痛腹胀，大便泄泻，五更泄等。

阳气，在人一身，是温煦，是推动。任何一个脏腑，没有了阳气的温煦，则阴寒内生；没有了阳气的推动，则功能减退。在前面，我们说过，脾是全身的水利总枢纽，这个总枢纽需要阳气的温煦，需要阳气的推动。如果脾阳虚衰了，不能温煦，全身的水液没有了阳气的温煦，正如寒冷冬日里的江河湖泊，那是要结冰的；没有了阳气的推动，正如淤塞的河流，水流不畅，到处淤塞，一片泽国。

所以，脾阳虚衰的结果就是水湿泛滥。水湿泛滥，就是水湿中阻。中阻，阻于中也，中，脾也。脾阳虚衰，来自饮食水谷的水液没有脾的运化、蒸腾，不能输布、滋润全身，反而在身体中瘀积下来，就是水湿。

前几天我看了一位病人，小腿水肿，一按一个坑，好久也起不来，全身乏力，畏寒，刚入秋，已经穿起羽绒服了，舌苔白厚，脉象沉微。这是典型的脾阳虚衰，水湿中阻。

2016 年 10 月 3 日

微中医 *421*

病机（四十八）——脏腑病机：脾（4）

脾阴不足：脾阴，是脾的阴津。脾这个脏的功能特点是宜升，因为它要布散精微啊，从高处向低处布散比较轻松，如果由低向高布散，就费力得多。所以，脾气总是处于向上升发的状态，这样它的功能就能正常发挥。

还有一点，脾喜燥恶湿。这也是它的功能特点决定的。脾主运化水湿，本身就湿漉漉的，如果水湿重，加重了它的负担，自然它是不乐意了。

脾阴不足，阴不足则热，于是出现口干，烦躁，呃逆，大便秘结，口疮等。虽然脾喜燥恶湿，但也是在一定范围内的，若本身阴津不足，燥热内生，这个燥热过度了，也是伤害，也是病态。

脾阴不足，多由脾气虚而来。脾气虚弱，运化无力，不仅仅是全身气血随着不足，就是自身的气血津液也会随着不足，于是，气阴两虚。

这就像家长手里没钱，不但养不了全家，最后连自己也养不过来。

2016 年 10 月 4 日 21：32：45

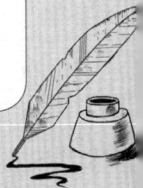

微中医 *422*

病机（四十九）——脏腑病机：肝（1）

　　肝的主要生理功能是主疏泄，主藏血。

　　疏，是疏导，疏通；泄，是宣泄，升发。肝的疏泄，表现在两个方面，一个是情志，一个是帮助脾的运化。人的情志，喜怒忧思悲恐惊，由五脏分别主导，但都与肝有密切关联。这是由肝的性质特点决定的。我们常说，"肝为刚脏""喜条达而恶抑郁"，心情好，肝气舒畅，气血流通，百病不生；心情恶，肝气郁滞，气血滞涩，百病由来。昨天在微信上看到一条消息，美国有位霍金斯博士，是位医生，他经过研究发现："人的意念振动频率如果在 200 以上就不生病。"这个 200 或许应该是赫兹吧，他没说，但是，他列举的 200 以上的意念，如勇敢、善良、宽容、助人、欢乐、高兴等，都是正能量的东西，反之，在 200 以下的则是愤怒、计较、奸诈、凶恶、抑郁、暴躁等，都是负能量的东西。正能量能带给人欢乐、愉悦，也就是肝气的舒畅，气机的条达；负能量带给人的是苦恼、烦躁、焦虑，也就是肝气的郁滞，而肝气郁滞是许多病的根源，尤其是癌症的首要致病因素。频率快，就是活跃，就是条达，就是流畅；频率慢，就是死寂，就是憋屈，就是滞涩。

　　对于脾的运化，肝的疏泄也是非常重要的，许多人生气后腹胀，不想吃饭，就是脾的运化功能受到伤害了，也有个别人生气后特别能吃，也与疏泄有关，生气是疏泄失常，对脾的运化产生了强烈刺激，所以特别能吃了，往往吃了之后，更不容

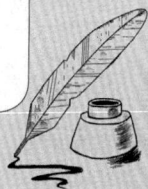

易消化，也还是腹胀难受。

藏血，是肝对于全身的血液有储存、调节功能。人在运动时，血运行全身，在安静时，多余的血就会由肝储存起来。

肝的这两个生理功能，决定了肝的病机主要就体现在情志的异常和血的运行异常上。

2016 年 10 月 6 日 21：38：14

微中医 *423*

病机（五十）——脏腑病机：肝（2）

肝气郁结：肝气郁结是最常见的肝的不正常状态，大家也可能都有过肝气郁结的经历。

凡是心情郁闷，不舒畅，首先都是肝气郁结所致。生活就是这样，不可能每天都让人乐哈哈的，总是有些不如意。心主神志，人不如意的时候心情低落；肝主疏泄，人不如意的时候肝气郁结。郁结的肝气在体内不得流动，就比如节假日高速路上的堵车，蠕蠕而动，甚至久久不动，路堵，人的气也堵。我前天去东营，100 千米的高速路，走了 3 个半小时，能不堵气郁闷？气堵了，胸闷，心慌，胸胁胀满疼痛，口苦，嗳气……

暂时的肝气郁结不会有什么大害。但是，如果让这个肝气郁结长时期地郁结下去，或者是经常郁结一把，那可就得十分小心了。气滞则血瘀，血瘀积聚日久，就可能造成肝硬化，或者各种癌症。肝气郁结日久，还会造成精神溃败，形体衰弊，形容枯槁，什么样的情况都可能发生的，在历史上，长期闷闷不乐，郁结而终的还少吗？李煜、唐婉、李清照、秦可卿、林黛玉……

2016 年 10 月 7 日 21：47：27

微中医 *424*

病机（五十一）——脏腑病机：肝（3）

今晚看中央电视台《中华医药》节目，说的也是肝。一位中医教授打了一个比喻，说肝是城市垃圾清理站。这是我们中医理论中没有的一个功能。我思考良久，还是讨论一下。

城市垃圾是个大问题，不用说大城市，就算我们小县城，每天的垃圾大约也得几十吨吧？我们每个人生活在其中，每天我们也都产生一定的垃圾。这个很简单啊，往垃圾箱里一扔完事了。我们是一扔就完事，可是，大家知道吗，环卫工人需要为这些几十几百吨的垃圾付出多少辛苦的劳动吗？

我们的身体每天也产生大量的垃圾。入口的各种饮食，还有各种的药物，在体内分解后，吸收入血，都要从肝内走一趟。其中的有毒物质在肝内解除毒性，排出体外。这是从西医的角度看，在中医，肝的这个解毒作用应该包含在疏泄和藏血的功能中。藏血，是血归于肝，血从肝出入。这个出入自然不是单纯的逛超市，可以什么也不买，看一圈走人。血出入于肝，自然要疏泄，要运化，才能让精微上输，布散，而糟粕邪毒排出体外。

生活在一个城市，我们为了环境的美好，为了减轻环卫工人的劳动，应尽可能减少生产垃圾（一个小故事：我们一个同胞，在外国的火车上看到一位先生吃苹果，先吃肉，后吃核，最后把一点点苹果把也放口里嚼嚼咽了，他很是惊讶，最后去请教人家，明白了，就是为了减少垃圾）；有了一个健康的身

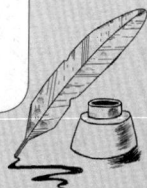

体，为了身体的持续健康，为了很好地享受生活的各种美好，也要尽可能减少身体里的垃圾，垃圾少了，肝脏负担轻松，自然不会发生问题。减少身体里的垃圾最基本的要求是清淡饮食，还有一个重要的是，尽量减少服用不必要的各种药物，包括中药和西药。人们长期服用某种西药或中药（即使是补养药），造成肝肾功能损害的还少吗?！

2016 年 10 月 9 日 21 : 09 : 52

微中医 *425*

病机（五十二）——脏腑病机：肝（4）

下面还要再谈谈体内垃圾，大多数的体内垃圾是从口而入的。

一是饮食：正常的饮食，在带给我们各种营养的同时，也带给我们一些无用的、有毒的东西。这些年我们关心最多的是农药残留。我们又不可能一家一块自留地，这在农村是没问题的，但在城市办不到。在超市里、农贸市场里买到的各种蔬菜、水果、杂粮、水产，你知道哪些有农药？哪些没农药？没法子，闭了眼吃吧，只是吃前多用清水泡泡，尽可能减少农药的摄入。

不吃蔬菜类是不可能的，但有些是能够避免的，比如酒，比如各类烧烤、油炸类食品、加工食品。这类食品中的食品添加剂，以及烧烤后焦糊的食物，都是非常难以分解代谢的，会大大地加重肝脏负担。喜欢这类食品的人们，为自己的肝多想想吧。

二是药物：西医类药物的用法，在说明书上都有明确的说明，如果某些西药确实有肝肾损害而又必须吃，两害相较取其轻，并且必须在医生指导下应用，定期检查肝功能。中药中有肝损害的药物也不少，如半夏、黄药子、土三七、川楝子、青黛、山慈菇、苍耳子、雷公藤、五倍子、石榴皮、铅丹、铅粉、密陀僧、蒲黄、桑寄生等，都有或轻或重的肝损害作用，必须在医生指导下应用，我们做医生的，应用这类药物也要慎重，不可过于超量，不可过于久服。

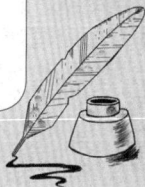

　　垃圾不单是从口而入。前些年我曾看过一位病人，肝功能异常，各种原因都查了，就是找不出确定的致病原因。后来我详细了解了他的工作环境，才知道他以前租了一间门市，原来是做农药仓库的，开始进去还有味，后来习惯了，他在里面住了一年多，如入鲍鱼之肆，久而不闻其臭，于是造成了慢性农药中毒，呼吸之间，把肝给害惨了。还有一些长期在有毒气体环境中工作的人，也应十分小心，挣那几个钱，可能有时是不够治病的。

2016 年 10 月 10 日

微中医 *426*

病机（五十三）——脏腑病机：肝（5）

这节说说肝火上炎。

话说唐僧初收大圣，二人的磨合期还没过，师徒二人路遇强盗剪径，唐僧吓得滚鞍落马，大圣却挥挥金箍棒，说是给他们送盘缠的来了，弹指间，六个毛贼命丧棒下。唐僧大动肝火，埋怨大圣残酷；大圣也大动肝火，嫌师傅唠叨。于是二人第一次分手。

可见这大动肝火不仅仅是我们凡人的事，修为如唐僧，自幼落发做和尚，该是心如止水吧？见不得大圣行凶；得道如大圣，天生太乙散仙，该是洞明一切吧？听不得和尚唠叨。我们凡人，或生气恼怒，肝火内生；或所愿不遂，心生郁结；或情志不畅，郁而化火，都可使肝之阳气升发过度，导致肝火上炎，从而出现头痛、头晕胀，目赤、目肿痛，耳中暴鸣，甚或暴聋，心烦意乱，无所适从，血压升高，心绪不宁。

若火盛伤络，迫血妄行，眼出血则目红赤，鼻出血是鼻衄，皮下出血是肌衄，大便出血是痔是漏，小便出血是血淋，是热淋，肺出血是咯血，胃出血是吐血（当然，这些出血不都是肝火的原因，如脾虚不摄也有可能，但肝火上炎是最常见的原因）。如果大脑出血，麻烦就挺大了，西医叫脑溢血，中医叫薄厥。

2016 年 10 月 11 日 20：57：19

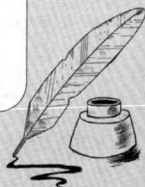

微中医 *427*

病机（五十四）——脏腑病机：肝（6）

这节讲讲肝血亏虚。

肝主藏血。多种原因造成的失血过多；久病损耗，气血亏虚；脾胃虚弱，生化乏力，气血生成不足；情志不畅，郁久化火，火盛伤阴等，都可以造成肝血亏虚。

血是家里的粮食。仓库里粮食不足了，一个个粮仓都见底了，家长能不着急？家无隔夜粮的时候，做家长的辗转反侧，夜不成寐，琢磨的就是如何去弄粮食。一大家子人，老人没粮食，体力会更衰弱，有病的恢复得慢，甚至加重；孩子没粮食，哭闹不休，久了会影响到孩子们的生长发育；干活的人没粮食吃，哪会有力气？

我们身体肝血虚亏了，筋脉没有血的濡润滋养，就会肢体麻木，关节屈伸不利；血虚精亏，不能上荣头目，会出现眩晕，眼目昏花，干涩，视物不清；血虚不能荣养肌肤，出现肌肤干燥皲裂，脱屑，瘙痒；血虚肠道枯涸，会使大便秘结；阴血不足，虚风内动，又可见筋骨拘挛，肌肉振颤，头摇手颤等。

发为血之余，根且不足，何以养梢？许多脱发、发枯、发焦，也与肝血亏虚有关。

2016 年 10 月 12 日 20：54：59

微中医 *428*

病机（五十五）——脏腑病机：肝（7）

肝阳上亢：这是个常见的中医名词，也是个复杂的中医名词。肝阳，是肝的阳气；上，是阳气上浮；亢，是亢奋，亢越。这个肝阳上亢，和前面说到的肝火上炎有相同的地方，都是阳热有余，也有不同的地方，并且是根本的不同。

肝阳上亢本质是阴虚，阴虚则阳盛，这个阳亢是因为阴的不足，阳气才有余的，所以，肝阳上亢的本质是虚；肝火上炎是阳热有余，本质是实。肝阳上亢多见于中老年人，中老年人随着年龄的增长，阴精慢慢亏虚，阴精亏虚，则阳气有余，这个有余是虚阳；肝火上炎，多见于年轻人，火气盛，脾气大，是实火。

肝阳上亢，也见头晕头胀，目红，烦躁，易怒，耳鸣，血压升高，这些和肝火上炎相同，但肝阳上亢，还有腰膝酸软，小便频数，五心烦热，面红虚浮等阴虚的表现。

老年人肝阳上亢是最多见的，表现为血压高，烦躁，多汗，失眠，头晕。老年人最常见的症状还有脚底虚浮无力，这和腰膝酸软差不多，多数是腰膝无力，不能像年轻人一样发力奔跑了，脚下总是软绵绵的，有的甚至像踩着棉花一样。

给年轻人多说几句吧，老年人的肝阳上亢是因为阴精亏虚，阴精亏虚是由于年龄的关系，但也不全是年龄的关系，也有许多老年人精神矍铄，步履稳健有力的，这都在于年轻时的护惜。年轻时不知护惜，恣情任性，放纵不节，到老年，阴精不足是

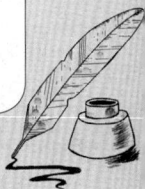

必然的。

2016 年 10 月 13 日 21：55：10

微中医*429*

病机（五十六）——脏腑病机：肝（8）

肝风内动：是一个更复杂的中医名词，比上面的肝阳上亢还复杂些。但往往越复杂的东西也越简单，肝风内动也是如此。

肝风，是指因为肝的原因，在身体内发生的像风动一样的症状，如眩晕、震颤、动摇、抽搐、麻木，甚至突然昏倒，肢体拘挛抽搐。这些症状都具有动摇震颤，像自然界的风一样的特点，风动处，无物不动，也是震颤，抽动，飘扬。体内出现这些症状多与肝有关，所以叫肝风。

使肝功能失调出现"动风"的原因，不外虚实二端。这就是简单。实是火热内盛，或感受外界风热，或五志化火，或肝火上炎等，俗语说的"火借风势，风助火威"，在我们体内也常常发生，这就是肝风的实证。虚是阴不足，虚热内生，虚热引动肝风。

实证的动风，强劲有力，肢体僵直；虚证的动风，绵柔无力，肢体柔和。这是虚和实的基本区别。

不论虚还是实，都是身体的严重内乱。一个家庭，无论是外来势力的干扰，还是内里财政困难，家庭成员因缺衣少食引发不满，进一步家庭内怨气沸腾，人心昏乱，甚至爆发战争，都是"动风"。

2016 年 10 月 14 日 21：15：37

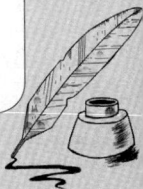

微中医 430

病机（五十七）——脏腑病机：肾（1）

在前面我们讨论肾的生理功能的时候，把肾比作家里的老太爷。老太爷秉承家风，传诗书，教农耕，代代薪火不绝。正常情况下是这样，但这个老太爷也有衰老昏愦乱政的时候，这就是肾的病理。

肾主藏精。这个精，是我们人的根本。从先天父母之精到一个新生命的开始，依赖后天水谷之精的滋养而壮大，都是这个精在推动着一个机体的形成、发育、壮大。所以，肾精从来源分先天和后天两部分；从肾精的功能分肾阳和肾阴两部分。

老太爷从他的老爸老太爷那里接过这个家，这个家的家产，这个家的家风。这些家产、家风都是先天的父母之精；先天的家产厚实，他的日子就好过，先天的家产微薄，他的日子就不好过，就需要他的勤奋劳作。这勤奋劳作就是后天，是自己的努力。有许多家族遗产丰厚但不好好过日子的，很快就会家境萧条起来；也有许多家族遗产微薄，但年轻人勤奋努力，经过奋斗，把日子过风光了，自己熬成一个富裕老太爷的。

我们身体一生的健康，或好或不好，也都是这个老太爷的作为。

2016 年 10 月 16 日 21：23：42

微中医 *431*

病机（五十八）——脏腑病机：肾（2）

这节讲肾精亏虚。

老年人，因年老肾虚，精气自然虚亏；或是先天不足，禀赋薄弱；或是久病损耗，后天失养，亦可导致肾精亏虚。若先天不足，在婴幼儿，可见发育不良，语迟、齿迟、发迟、立迟、行迟等五迟以及五软：头软、项软、手足软、肌肉软、口软。在青年人，则见遗精带下、不孕不育；及至壮年，可见早衰阳痿、遗精滑泻；肾精亏虚、髓海空虚，又见眩晕、耳鸣、脱发、失眠、健忘等。

门诊上经常有年轻人来问及肾虚的。一般情况下，三十岁左右的人，肾虚不会很明显，但有的可能因为手淫过于频繁，或婚后性生活过度，出现早泄，滑精，甚至阳痿等。这个时候，因为年轻，身体机能还旺盛有力，只是因为耗用过度，而出现暂时的功能低下的状态。这个时候不要轻易认为自己肾虚了，而服用大量的补肾药物。过度服药，反而会适得其反。注意休息，不可勉强，自会有好的恢复。

曾有位年轻人，因早泄，来城里租住民房，遍服各药店补肾壮阳药，花费数万，几乎无效，后来我门诊，详细诊查后严令禁服任何药物，回家和媳妇好好交流，然后分床而睡，白天该干什么干什么，顺乎自然。数月后又来门诊，说虽然性生活次数少了些，但质量还行，人也精神了许多。

2016 年 10 月 17 日 21：28：11

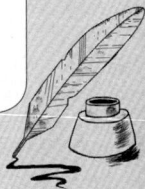

微中医 *432*

病机（五十九）——脏腑病机：肾（3）

这节讲肾气不固。

肾气对我们全身各种生理机能都有温煦、推动、固摄作用，五脏六腑的功能不足，往往与肾气虚弱有关。肾本身的功能主精，主生殖发育，主水，如果肾气虚弱，首先就表现出这几方面的功能异常。

肾气虚弱，肾精不能固密，或因相火旺而有梦而遗；或因肾气虚而无梦而遗；或精关不固而滑精、早泄。这些情况多见于年轻人性生活过早、过频，损伤肾气。多么好的机器也耐不住过度使用啊！

肾气虚弱，下元亏虚，大便、小便不能按时开阖，或大便溏泄，一日几次、十几次；或小便频数，夜尿多，或小便滴沥不尽。老年人的裤子里常有尿骚味，就是肾气虚弱，小便排出不畅，常常有尿滴在裤子里的原因。

肾气还有一个纳气功能。就是肺的呼吸需要肾气的摄纳，如果肾气虚弱，纳气无力，肺的呼吸就有种没有根的感觉，胸闷，喘息，老年肺气肿的病人大多是这种情况。

肾气不固，老太爷年龄大了，失去了对大家庭的掌控，整个家庭就出现了松懈涣散的状态。所以啊，老年人，当孩子结婚成人了，还是让他们分开单独过吧，年轻人有的是方法呢，会过好日子的，经验少，吃点苦也是好事。

家庭可以分家，但身体是无法分家的哦，只能互相帮助，互相促进。而真正老了，机能虚弱，也只有顺其自然吧？

2016 年 10 月 19 日 21 : 29 : 58

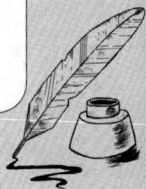

微中医 *433*

病机（六十）——脏腑病机：肾（4）

这节讲肾阴亏虚。

肾阴是人一身阴气的根本。久病，不论是哪方面的病，都会消耗身体的阴气，最后，久病及肾，伤及肾阴。消耗阴气的是火。火有虚有实，不论虚火实火，都会耗伤肾阴。

阴不足则阳盛，阳盛则热。肾阴亏虚，不能滋养全身，全身处于阴精亏乏、虚热内扰的境况之中。这种境况，可见形体消瘦，五心烦热，骨蒸（蒸，是蒸腾，就是病人感觉有热从骨子里发出，像蒸馒头的热气一样），潮热（潮是海潮，潮热是说这个热像海潮一样来去有时，潮热的病人多是下午热），盗汗，颧红如妆（面部两颧红，这个红色是虚浮的，浮在表面，就如演戏的人化妆的红色），舌质红绛、无苔。

一个家庭，如果有个慢性病人，就如身体的肾阴亏虚。病人治病需要花钱，天长日久，家里的钱花光了，甚至有可能还借了一些外债。我们能想象出来，这个家庭的境况：经济拮据（形体消瘦），大家精神不振，心情烦躁（五心烦热）；因为心情烦闷，难免怨气难抑，口出不满（骨蒸潮热）；有的家庭成员可能会破罐子破摔，反而在外花天酒地（虚阳浮越，盗汗，颧红如妆）。呵呵，这只是比喻，大体就这么个意思吧。

2016 年 10 月 20 日 21：11：30

微中医 *434*

病机（六十一）——脏腑病机：肾（5）

这节讲肾阳不足。

肾阳是人一身阳气的根本。肾阳不足，也多是因为久病、慢性病，消耗机体阳气，最终导致肾阳不足。

阳气，对机体的作用是温煦，推动，控摄，阳气不足，好比冬天里的火炉子不旺，甚至"奄奄一息"，整个房间里寒气四布，凄楚苦冷。

肾主生殖。肾阳不足，首先是生殖机能的不足。阳气虚，不能温煦，人缺乏了热量，就畏寒肢冷，许多人到了这个时候就已经经受不住寒冷，早早棉衣加身，就是阳气不足；腰为肾之府，肾阳不足了，就像上面说的那间炉子不旺的房子，在人而言，自然是腰膝酸软无力；在男子，可见阳痿早泄，精冷不育；在女子则见带下清稀，月经后期，甚至不孕。

肾还主水。阳气虚弱，不能温煦，不能推动，就像冬天的河流，河水流动缓慢、瘀滞，甚至冻结不行。在身体就可见到肢体水肿，眼睑浮肿；肾阳虚导致脾阳虚，水谷不化，可见大便清稀，一日几次甚至十几次，晨起腹泻。

老太爷年高力弱，对一个大家庭的温养、控制、管理能力下降甚至严重不足，就是这种死气沉沉、生机惨淡的境况。

2016 年 10 月 21 日 21：50：00

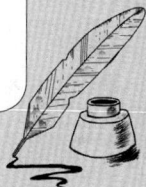

微中医 *435*

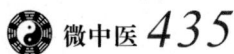

病机（六十二）——脏腑病机：胆

脏腑病机：上面我们用了大量的时间讨论了五脏的病机。事实上，五脏是我们身体的核心，我们身体的各种疾病，都与五脏有直接或间接的联系，所以，五脏病机是病机理论中的重头戏。下面，还有六腑和奇恒之府，在六腑和奇恒之府中，胆、胃、小肠、大肠、膀胱、女子胞也常见发生多种疾病，所以，我们把这几个再作一些简单讨论。

胆，附着于肝，其中所藏胆汁，为肝之余气所化。什么是肝之余气？好比是一个人的小金库吧？发了工资，上缴家庭财务，偶尔有点小外快，发点额外的奖金，就私自留下，为了自己有些事情用着方便。肝主疏泄，调畅情志，备下这么一个小金库，协助疏泄，和畅气机，在全盘的调度中有些机动灵活，未尝不是好事。

但反过来，如果肝的疏泄功能失常，气机郁滞，整体调度紊乱，这个小金库也可能会发生问题，出现胸胁胀痛、口苦、失眠、烦躁，甚至东窗事发，小金库暴露，出现全身黄疸，白睛黄，小便黄。

正所谓"肝胆相照"，作为一种功能的补充，胆会协调肝的疏泄，调畅气机；如果疏泄失常，胆也会出现严重的病变，反过来影响到肝的功能。

2016 年 10 月 23 日 21：43：07

微中医 *436*

病机（六十三）——脏腑病机：胃（1）

　　胃是我们身体中的重要部门。其实说到重要，脏腑都重要，缺哪一个也不行，哪一个不舒服也不行。而胃，让我们每天几次感受到它的存在，肚子饿了的时候，饥肠辘辘（不对啊，这个成语有毛病，怎么是"肠"呢？应该是"胃"），就是胃在提醒我们，应该吃饭了。曾经看到一句话，我们身体上的每一个器官，正常情况下，都是你的意识感觉不到的，如果感受到了，可能这个地方已经出毛病了。细想想还真是这样，五脏六腑，每天都在不懈地工作着，我们感受到哪一个了？只有在发生问题的时候，我们才会感受到这个器官的存在。如心慌，如咳嗽，如腰疼，如……一切的各种不舒服。

　　胃受纳一日三餐，饱了的满足感，饿了的焦虑感，一日要发生几次。所以，胃是我们身体中的一个重要部门。中医说，胃为水谷之海，主受纳饮食水谷，并且要腐熟水谷，为脾的运化做前期工作。因此，我们常把脾胃合称为"气血生化之源"，所以，胃必定是我们身体中的一个重要部门。

　　常说"病从口入"，我们身体的许多疾病是由饮食得来的，而胃首当其冲，是第一个承受各种饮食的地方，并且还要"腐熟"它们，"腐熟"了之后，还要向下输送到小肠。所以，胃承受的是非常繁重的工作，工作量大了，容易出问题也就是必然的，因此，又有"十人九胃"的俗语。

　　脾胃共为"气血生化之源"，脾主升清，水谷精微升上来，

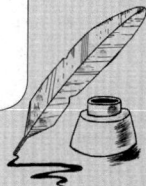

才能像雨露一样地布散精微；胃主和降，接受口腔来的食物，腐熟后向下传导至小肠。这个和降，就是胃的生理特点。胃气失和，不能通降，则是胃的基本病机。

2016 年 10 月 24 日 21：17：04

微中医 *437*

病机（六十四）——脏腑病机：胃（2）

胃的常见病机有胃气虚弱、胃阴不足、胃寒、胃热几种。

胃气虚弱：胃气虚弱，就是胃的能力不足，受纳腐熟水谷、向下传送水谷的力量减弱。造成胃气虚弱的原因，可以是先天不足，生来就脾胃虚弱，俗话说的"吃饭和猫似的"；也可以是久病损伤脾胃，造成胃气虚弱；最常见的，是长期暴饮暴食，损伤脾胃。人在年轻时，偶然一次吃多了，或吐或泻，或稍稍时间长些，自己会恢复过来。但是，如果长期让胃超负荷工作，不论多么强壮的胃，也会给你撂挑子的。

胃气虚弱，受纳无力，就会发生食欲不振、不思饮食。勉强咽下的食物不能腐熟，就会出现嗳气、呃逆，打出的嗝有明显的食腥气。食物不能腐熟，向下推动入肠的气力不足，就会在胃里长时期停留，食物在胃里的停留，就会阻碍气机的流通，进而出现腹胀、腹痛。前些日子看到一位病人来做胃镜，因为知道做胃镜需要空腹，所以，前一天中午吃饭后，晚饭没吃，当天早饭也没吃。结果，胃镜下去，到了贲门口，看到依然满胃的食物，没法看。直到禁食3天，胃内容物才排空。这个胃的胃气算是虚弱到很严重了。

食物没有很好地被腐熟，即使到了小肠、大肠，因为没有腐熟，小肠不能泌别清浊，大肠无法传导，怎么办？只有快速排泄出去，这就是腹泻拉肚子了。所以说，胃气虚弱的人，可能吃的还不少，但是依然没力气，依然瘦弱不堪，为什么？因

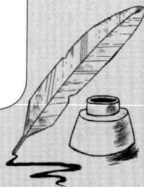

为吃下去的食物没有化生成为水谷精微。

2016 年 10 月 25 日 21：15：42

微中医 *438*

病机（六十五）——脏腑病机：胃（3）

　　胃阴虚：是胃的阴津不足。这个阴津，不仅仅是胃中的阴津，重要的还是胃自身生成阴津的不足。好比水库里的水，如果是久旱不雨，水库里的水都开闸放下去了，上游河道干涸，水库里水的来源没有了，这就是胃阴不足。如果是阴雨连绵的季节，为了泄洪，把水库里的水都放干，马上大雨滂沱，上游河流里水流汹涌，虽然水库内暂时没水，但很快就会充盈起来，这就不是胃阴不足。

　　可见胃阴不足的重点是上游的水源枯竭。上游水源枯竭的原因，有大热伤阴，整个机体为邪热蒸腾，阴津大亏；也有久病，胃气虚弱，不能化生津液。常见有的病人口渴的厉害，喝水不解渴，水喝了不少，放下水杯，马上口渴。这是脾胃气虚，不能化生津液，这个时候，胃是气阴两虚。

　　胃有个生理特点，叫"喜润恶燥"。就是胃在阴津充足的时候，功能正常，会很好地受纳、腐熟水谷。如果机体阴津不足，胃中燥热，就会影响到它的受纳、腐熟。小时候在家推石磨，磨玉米糊，水多些，推着轻松，玉米糊磨得细；如果水少了，推着费力，磨的玉米糊也粗。当然，磨面粉那是另一回事，磨面粉是不能加水的。我们的胃，真好像那盘沉重的、总也转不到头的石磨，把吃下去的囫囵粮食研磨成糊。这个研磨，就是腐熟。

　　石磨里水少了，磨出的玉米糊是粗糙的；胃中阴津不足，

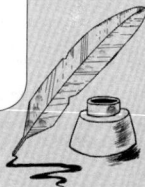

摄入的水谷不能腐熟，人也就不想再继续摄入食物，就出现不思饮食，口舌干燥，舌质红绛，无苔，这就是我们常说的镜面舌，像镜子一样的光净无苔，像猪肝一样的颜色红绛无泽。胃阴不足，功能下降，通降失宜，腹胀、嗳气等必然出现。

2016 年 10 月 26 日 21：17：33

微中医 *439*

病机（六十六）——脏腑病机：胃（4）

胃寒：顾名思义，就是胃中有寒气，寒邪。这个寒邪，也有虚有实：虚的，是脾胃气虚时间久了，由气虚发展为阳虚，阳虚则寒。这种寒是因为阳气的不足，不能温煦而寒，好比冬天房间里没供暖或没生火炉而寒冷；实的，是贪凉饮冷，比如夏日里大量食用雪糕、冰激凌、冰镇啤酒，或过量食用寒性食物或水果，这些寒性的东西大量存于胃中，胃气不能温化腐熟，积滞停留，就成为寒邪。

寒性伤阳，凝滞，收引。胃中寒邪壅滞，伤损胃阳，不能受纳，出现不思饮食。常见一些小家伙，吃几支冰激凌后，不想吃饭了，就是这种情况；饮食水谷在胃中不得腐熟，受寒邪凝滞，郁阻胃中，上下不通，于是腹胀，腹痛。这个腹痛往往是剧烈的，难以忍受，不敢按压，但热敷一下会好些或缓解过来，这是寒邪得热则化解。冬天里的冰拿到温暖的屋里，很快就化成水了，也是一样的道理。

胃寒，饮食水谷不能腐熟，下输小肠、大肠，小肠、大肠受到这些寒邪的影响，也不会正常工作，于是赶快排泄，又出现腹泻。这个腹泻，是因为食物没有腐熟，所以，大便是清稀的，甚至完谷不化，吃什么拉什么。

2016 年 10 月 27 日 21：07：51

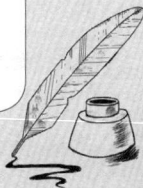

微中医 *440*

病机（六十七）——脏腑病机：胃（5）

胃热：是胃病中最复杂的一个病机。不论虚实，胃热或多或少都存在。

在虚证中，病的本质是虚，因为虚，无力推动，胃中水谷不能及时腐熟，向下输送，郁滞久了，自然化热。

在实证中，热证是不必说了，即使寒证，也会因为寒邪的凝滞，使饮食水谷瘀积而生热。

寒证，不论虚寒还是实寒证，也正如上面分析的一样，都是因瘀积而生热。

为什么都是瘀积化热而不是化寒呢？这是因为，我们的身体阳气是生命的根本，也就是说，我们的身体必须有阳气的温煦，才能是活的机体。正因为这个阳气，维持了我们生命必需的温度，在正常生理下，阳气是生命活动的根本，但在病理情况下，各种瘀积，就会随之化热。不论是胃中瘀积，还是肝、脾、肺等各处的瘀积，各种的不流通，日久都会化热。

瘀积一般不会化寒。如果这些瘀积转化为寒气、寒邪，说明机体阳气严重不足，导致各种瘀积不能化散，结局是什么？不言而喻，是生命的终结。

一堆落叶、枯草，一碗剩饭，一缸粮食，在不透气的状态下，日久会腐败，这些腐败都是生热的；一堆石头、砖块，如山的沙砾，不论堆积多久，不论多么密不透风，永远是不会生热的。因为落叶、枯草、剩饭、粮食，都是有生命的有机体，体内还有阳气；而石头、砖头、沙砾是没有生命的无阳气的无机体，热从何来呢？

2016 年 10 月 28 日 20：52：44

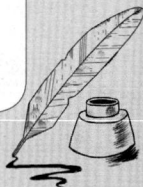

微中医 *441*

病机（六十八）——脏腑病机：胃（6）

还说胃热。

上面说到，胃热的产生是因为有阳气，一个是胃自身的阳气，一个是胃内食物的阳气。

阳气是好东西啊，人生不离阳气，有阳气则生，无阳气则亡。为什么阳气反而成了邪气呢？

根本的原因在一个字：堵。胃气以降为顺，在前面我们讨论生理的时候说到，整个消化系统的运化，从口腔的摄入，到胃的受纳、腐熟，小肠的泌别清浊，大肠的传导，直到肛门的排泄，是一个管状的通道。通道，必须是畅通无阻才会发挥正常功能，我们生活中的煤气、电气、通讯以及各种交通等各种管道、线路、道路，必须是畅通的，都怕"堵"。煤气、电流、通讯信号、各种车辆，都是生活必需，离不了的，但是如果堵了呢？不论是哪一种，堵了都是非常可怕的。轻则影响生活，重则发生重大事故。有多少火灾、高速路上的各种事故都是因为"堵"而发生的。

堵则不通，不通则郁，郁则生热。

胃热由是而生。

2016 年 10 月 30 日 21：12：03

微中医 *442*

病机（六十九）——脏腑病机：胃（7）

依然说胃热。

上面说胃热的基本原因是一个"堵"字，那么是什么原因造成的胃"堵"呢？

暴饮暴食是最常见的。偶然的暴饮暴食，胃是可以承担的，但长期如此就会让胃超负荷工作，导致胃气损伤，功能下降，饮食水谷不能及时排空，瘀滞在胃中，就是一个"堵"。

久病体虚，脾胃虚弱。脾胃功能不足，即使不是暴饮暴食，也难以承担了，也会造成胃中瘀滞。这就像一个青年人挑一副担子，重些也无所谓，但老年人则不行了，稍重些的担子也担不起来，而"脾胃挑不起来的担子"就是瘀滞。

形成胃热还有一些直接的原因，如嗜食辛辣。辛辣食物，尤其是辣椒，其性燥热无比，久食会使胃中生热。南方湿气重，多食辣椒可以祛湿，但我们北方人是不宜的。饮酒过度、过度的油腻饮食，也可化热。情志郁结，郁久化热，也会影响到胃。外感温热邪气，也会入里，形成胃热。

胃热就是这样，有虚有实，但最终都是一个热。从饮食来的，节食是最好的方法，每顿饭六七成饱，是最好的养生方法。

食物的多样化，对辛辣、油腻的食物摄入的控制，摄入足量的蔬菜水果，都是预防胃热发生的有效措施。

2016 年 10 月 31 日 20：18：00

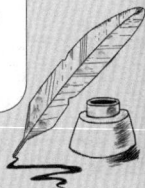

微中医 *443*

病机（七十）——脏腑病机：小肠

小肠，上承胃，下传大肠。承胃，是接受胃腐熟的水谷，泌别清浊。这是我们身体非常重要的功能。我们说，脾胃为气血生化之源，后天之本，重点就在这个小肠的泌别清浊。胃腐熟了的水谷，在小肠把清浊分开来，清者为精微，上输脾肺，布散全身，这才有我们全身的气血流通，气血才能对脏腑温煦，推动，滋养。如果这个清浊不分了，浊者上，则为痰为瘀，转化为各种瘀滞；清者下，则腹胀，腹泻。

小肠泌别清浊后，浊者下行，即由大肠接受小肠传来的水谷糟粕，化为大便，排出体外。若大肠不能及时将糟粕排出体外，小肠就不能顺利下传，像便秘的病人，数日不大便，腑气不通，小肠也就跟着受累了，就会出现腹痛、腹胀。

小肠的泌别清浊功能又与脾胃、肝肾等脏腑的功能有密切联系，往往是脾胃功能异常，或肝气郁结，或肾气虚弱时，小肠泌别功能就会发生异常。

还有一个小肠火。我们常说的小肠火，是心胃邪热下移，此时传过来的不是腐熟好了的水谷，而是邪热，小肠也就随之传导邪热，从而出现肛门灼热，小便热涩疼痛。

2016 年 11 月 1 日 21：40：44

微中医 *444*

病机（七十一）——脏腑病机：大肠

　　大肠是消化系统的最末端，是饮食水谷经过脾胃的受纳、腐熟、运化后的残渣的排出点，也就是形成大便的地方。虽然工作环境不怎么样，但它也是人身上的一个重要部门。不信，看看一些便秘或腹泻的病人的痛苦吧，能有正常痛快的大便是件多么幸福的事！

　　《黄帝内经》说："大肠者，传导之官，变化出焉。"可见，大便也不是随便就能排出的，大肠传导，需要"变化"，才能"出焉"。如何变化？还是需要脾胃、心、肺、肝、肾等的共同协调，通力合作，才能有正常、痛快的大便。

　　大便异常，无非二端：腹泻和便秘。

　　腹泻是传导过度，可见湿热下注，寒湿积聚，肝郁气滞等实证，也可见脾胃虚弱、肾阳虚衰等虚证。

　　便秘是因传导不及，食物残渣在大肠停留时间过长。我在门诊见过便秘最长的一位病人20天没大便。便秘的原因也有虚有实。属实的，可见燥热内胜，耗伤津液；寒邪内闭，糟粕凝结；属虚的，可见阴虚内燥，肠道枯涸，如同河道里水流过浅，是漂不起大船的；也可见脾胃虚弱，肾气不足，推动无力，糟粕瘀积。

　　大肠如河道，糟粕如船舶。想要船舶行得好，河道里须有够深的水。所以，便秘的病理基础是肠道津液不足，船漂不起来，如何行走？这叫"无水行舟"。

2016 年 11 月 2 日 21：08：20

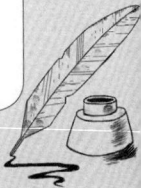

微中医 *445*

病机（七十二）——脏腑病机：膀胱

膀胱的工作和大肠差不多，不同的是一个是管食物中的水，一个是管饮食中的谷。水谷，饮食，水是饮，谷是食。各自分工不同，但都是一个最末端器官，一个形成大便，一个形成小便。

水饮入胃，在脾胃、肺、肾的作用下，周流全身，滋润、濡养全身，最后的重浊部分，在肾气气化下，化为小便，贮藏于膀胱，满则排出。《黄帝内经》说"膀胱者，州都之官，津液藏焉，气化则能出矣"，就是说，膀胱是个都，是水液汇聚的地方，好比一个水库。这个水库里水的来源，是上游千百条河流的汇聚，当汇聚满盈，肾气就会"气化"，而膀胱就是一个推动、调度的作用，提闸放水，排出体外。

所以，膀胱的病变，都是气化失常所致。气化失常，小便排泄异常，无非也是两种情况，一是排泄不畅，二是排泄过度。

排泄不畅：可见于湿热邪气积聚膀胱，因为邪热的郁阻，气化不利，小便不能顺畅排出，或者小便热涩疼痛；多数还是见于肾气虚弱，无力推动，小便不能顺畅排出，可见小便滴沥不尽，甚至完全不能排出，小腹膨隆，这叫"癃闭"，多见于年老肾衰。

排泄过度：是指小便频数，尤其夜尿次数多，有些老年人甚至一夜数次到十几次小便，很是痛苦。或者是遗尿，因为没有约束了，膀胱里有尿就排，可能有的人有知觉，但管不住；

也有的人没有知觉，有多少就尿多少。这是肾气虚弱，不能约束，气化失司。

　　水库是蓄水的，闸门很重要。关不严实，蓄不住水；打不开，水就会因为满盈而溢出堤坝，甚至冲垮堤坝。

2016 年 11 月 3 日 21：22：42

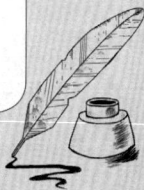

微中医 *446*

病机（七十三）——脏腑病机：三焦（1）

思虑再三，还是想把三焦和大家做一个简单的讨论。为甚思虑再三呢？是因为这个三焦不和心肝脾肺肾等一样，有一个具体的脏腑，而是五脏六腑根据在身体的部位，做的一个上、中、下的区分。这个区分，主要是根据所在部位的脏腑功能的综合。这种综合，体现了中医的整体观念，各个脏腑的功能不是独立的，而是互相依赖，互相影响的。

上焦，主要是心、肺，以及头目部。中焦，是脾、胃、肝、胆；下焦，是大肠、小肠、膀胱、肾。这些部位的脏腑由于相处的位置靠近，就会发生一些关联和影响。这些关联和影响，主要体现在气和津液的流通和输布上，也就是说，三焦是全身气和津液的通道。

通道，必须是畅通无阻的，因此，三焦的病机，也就主要体现在不畅或瘀堵。

我们习惯说"上焦火"，就是心肺和头面部呈火热亢盛的状态。这个火热不局限在某一个脏腑，也不局限在一个部位，而是眼红，耳鸣，头痛，牙痛，咽痛等，如果细加区分，这些情况属哪个脏腑？好像都有关联，所以，统称"上焦火"。还有中焦瘀滞、下焦虚寒，都是这类意思。

不论是上焦火，中焦瘀，下焦寒，都是气的郁滞不畅或津液的不流通，上下隔阻，因此，三焦的病机就是一个字：堵。

2016 年 11 月 4 日 21：10

微中医 *447*

病机（七十四）——脏腑病机：三焦（2）

应许多朋友的要求，再讨论三焦病机以及部分治疗。

上面说到，三焦的病机就是一个堵。这个堵的关键在哪呢？在中焦脾胃、肝胆。

我们经常说，人是一个有机整体，上下表里内外，互相依赖，互相影响，互相制约。人体是整体，又是由一个个的个体组成的，这些个体可以按照功能、位置等做出许多的归类，区分为各种系统，如五脏、六腑；如阳脏、阴脏等。三焦，是把我们全部身体分为三部的分类——上中下，而上中下之间也必须是相互依赖，相互影响，相互制约的。

我们的身体是极其微妙的，这个有机整体内部的气血、津液、各个脏腑的功能活动，都有各自的生理特点，但这些特点不是各自独立的，而是在整体功能的运行中，既体现着各自特性，又遵从严格的整体规律。

在自然界中，火性炎上，水性趋下，这是最常见、最基本的自然规律，也是体现阴阳特性的最直白的样板。我在门诊中经常说到这些，没有什么火是向下的，即使电气焊的火可以向下，但火苗没有压力后依然是反折向上的。水也可以向上，那也必须是有其他动力的驱使，在抽水机的水管出水后，水依然还要向下流去。这是一般初中生就能了解的知识。但是，我们不能用物理的、化学的知识去解释这些，只能从对大自然的本性上去感受、把握这些特性，理解这些特性：火属阳，阳是向

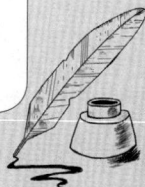

上、温热的，所以，火性炎上；水属阴，阴是向下、寒冷的，所以，水性趋下。

只有用这样的思维方式去理解大自然，才能很好地把握、理解中医。说得有点远，但这是学习中医最重要的，所以，借讨论三焦，重复强调一下这个话题，也是为大家可以更好地理解三焦的"堵"。

2016 年 11 月 6 日 21：20：20

微中医 *448*

病机（七十五）——脏腑病机：三焦（3）

自然界中水性下趋，火性上炎，但在我们的身体内，是不可以简单地下趋上炎的。如果在上的火以本性上炎，在下的水以本性下趋，那么，结果就是火越来越热，水越来越冷。

我们的身体，在气的作用下，在上的火，会下行，去温暖下面的水，使之凉润而不寒冷；在下的水，要上行，去滋润上面的火，使之温润而不燥烈。具体说来，心在上属火，肾在下属水，心火下行，肾水上行，心火有肾水的滋润而不燥烈，肾水有心火的温暖而不寒冷，才能完成我们活活泼泼的各种生理机能。这就是常说的"水火既济"。

这与三焦有什么关系呢？关系大了。心肺在上，肾在下，中间是谁？脾胃、肝胆。火下行，水上行，都必须从这个地盘上经过。"此山是我开，此树是我栽，若要从此过，留下买路财。"这是剪径强盗的口头禅。肝胆、脾胃不是剪径强盗，但在三焦中居中间位置，若要"水火既济"，还必须得到肝胆、脾胃的调和通畅，水火才能顺利地上下往来。

因此，中焦的作用就显得非常重要了。而脾胃、肝胆又是最容易瘀堵的。饮食不节，寒热无度，暴饮暴食伤脾胃；情志不畅，郁怒焦躁伤肝胆。脾胃和肝胆又有密切关系，会互相影响，这又是我们生活中常常发生的错误。久之，中焦为饮食、痰湿、郁气、瘀血等邪气瘀堵，气机不畅，不能调和水火，上面的火下不来，下面的水上不去，于是，"水火失济"，火越来

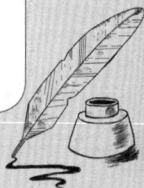

越燥烈，水越来越寒冷，就是上热下凉了。

2016 年 11 月 7 日 21：15：08

微中医 *449*

病机（七十六）——脏腑病机：三焦（4）

不知我有没有说明白？上焦、中焦、下焦，这三焦就是这么个关系。整个三焦，是气血津液的运行通道，这个通道是五脏六腑共同合作的结果，从部位上又可以分为这三部分。

上焦热，下焦寒，中焦是个关隘。脾胃、肝胆这个关隘，除了上面我们说到的饮食、痰湿、郁气、瘀血等因素，还有一个重要的年龄因素。

人四十岁之后，"阴气自半"，气血开始虚弱，各种脏腑功能减退。在正常的时候，上焦火的下行，下焦水的上行，是在气的作用下完成的，是需要能量的，必须给火和水一定的压力，才能逆其本性而下行上行。人到了一定的年龄后，气血自衰，这个压力不足了，火的下行和水的上行缺乏动力，因此，火不下行，水不上行，于是，"水火失济""上热下凉"了。

因此，养护中焦是最重要的。年轻时注意饮食清淡，不暴饮暴食，情志和平，心情舒畅，保持中焦轻灵通利；年高后饮食更宜清淡，并且每餐五六成饱，不使中焦瘀堵，上下能够交通，水火能够互济，自然就不会"上热下凉"了。

在门诊，我常说的话是：饮食"清淡点，欠着点"。

2016 年 11 月 8 日 21∶10∶40

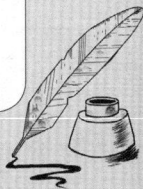

微中医 450

病机（七十七）——脏腑病机：三焦（5）

讨论病机，就到上面可以了，但是，鉴于大家更关心这个上热下凉的用药治疗，所以，我拐个弯，再讨论下治疗。

治热：实热用清热泻火，虚热用养阴清热；解郁用疏肝理气，化瘀用活血、化痰、消痞；治寒：寒实用辛温祛寒，虚寒用甘温补阳，这是大法，是基本原则。

最要紧的，是热和寒同在一个人的身上，用清热则伤阴，用温补则助火。这是难办之处，但难办也得办，病人来了，我们不能畏首畏尾，不敢处方用药。

对于上热下凉，要疏通中焦的瘀堵，使上面的热下行，下面的寒上行，最主要的是交通——交通心肾，也就是交通阴阳，交通寒热。大家熟知的"交泰丸"，是典型的交通心肾的名方。这个方以黄连 18 克，肉桂 3 克组成，可制水丸，做汤剂时也可应用。

黄连苦寒入心经，能清心热，除躁烦，也入脾胃，除中焦湿热；肉桂入肾经，温肾祛寒。二者一热一寒，寒重而热轻。重用黄连清上焦心火，使火不炎上；轻用肉桂（如果重用，因为肉桂大热，这个温热就会助上焦火而不下行暖肾）温肾祛寒，使水不寒凉。这样，上热不燥烈炎上，下凉不寒冷趋下，水火就不再是各自刚烈相格，而是相融相补，这就是水火既济了。

交通水火还有一味常用而且非常有效的药——葛根。葛根甘寒，能升清降浊，养阴生津，通达上下，虽性寒凉，但配伍后能清脾胃，生津液，升清气，降心火。炒白术，甘温健脾，是疏导中焦必不可少的。因为中焦瘀堵的根本原因是脾胃的虚弱，炒白术健脾益气，脾气健则无瘀不化。配伍黄连的还有黄芩、生石膏。暖肾的多不用熟附子，因其燥烈，易于助火。常用杜仲、川断、桑寄生，三味性均温而不燥，入肾经，能温肾而不助热。

综合起来，炒白术、葛根、黄连、黄芩、生石膏、杜仲、川断、桑寄生、肉桂、甘草。这是我治疗上热下凉的常用方，各药的量，不是不传，实是因人而异。比如生石膏，轻可用 30 克，重可用 120 克甚至 240 克。炒白术、葛根一般 30 克，重用可 60 ～ 90 克。

2016 年 11 月 9 日 21：10：08

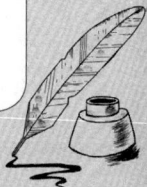

微中医 *451*

病机（七十八）——脏腑病机：脑（1）

稍微有点现代医学知识的人都知道，大脑是人的神经中枢。人的精神、意识、思维活动，眼、耳、鼻、舌等感官的视、听、嗅、味，言语应答，肢体活动等都要依靠大脑的生理功能。

而我们中医，把人的精神、意识、思维归于心，视、听、嗅、味分属五脏，而"脑为髓海""头者，精明之府"。

心对人的精神、意识、思维的主导不是单一的，而是五脏六腑的共同作用，脑为髓海，精髓的府库，是完成精神、意识、思维的工作场所，而根源在心，在五脏六腑。

这样理解脑和心，能更好地体现人体是有机整体的中医特点，也就能更好地理解脑的病变特点。

如此看来，人的一身主宰还是五脏六腑，五脏六腑的核心还是心。心如中央，而肝、脾、肺、肾，大小肠、胃、胆、膀胱等为各部位，相当于省市政府。脑，则是牢牢掌控在中央手中的网络系统。中央的各项指令、文件，下面的各种汇报、报告，无论上下，都是由这个网络系统完成的。

那么，这个网络系统的功能强弱、容量大小、网速快慢，就直接影响了中央和各级地方政府的联络。而网络的强弱、大小、快慢又是受全国财政所制约的，经济条件好，建的网站就强，差的就弱。

2016 年 11 月 10 日 21：51：08

微中医 *452*

病机（七十九）——脏腑病机：脑（2）

脑病可分虚实二端。

实证，多见火热上炎，蒙蔽脑窍，扰乱神明；或肝阳上亢，或血热上逆，冲逆脑络；或痰浊瘀血随邪热上蒙清窍，突发神志昏迷，或神志错乱，或清窍失灵，语言不利，肢体痿废。

虚证，多见用脑过度，或纵欲不节，或热病伤阴，或年高肾衰，肾精不足，髓海空虚、眩晕、脑鸣、耳鸣、健忘、失眠、精神萎顿、语言错乱、思维混乱等。

实证是网络线路太忙，拥挤不堪，过甚则网络崩溃；虚证是网络老旧，设备老化，能力虚衰，难承大任了。

脑神贵在清灵。脑神清灵，与五脏六腑、气血津液关系密切，尤其与肾关系更为重要。若欲脑神清灵，必须护肾养肾，节欲保精，使髓海充盈则神清气爽；常用脑，善用脑，使脑神常新，则脑用不衰。

大脑这个网络系统设备复杂，线路繁复，对设备要勤保养，按规则使用。乱用妄用，取败之道也。

2016 年 11 月 11 日 21：58：00

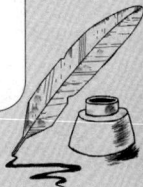

微中医 *453*

病机（八十）——脏腑病机：女子胞（1）

自从国家放开二胎生育，高兴坏了年轻的爸爸妈妈们，都摩拳擦掌，准备再生一个可爱的宝贝。可是，随着时间的推移，门诊上各种不孕、胎停，各种月经不调，明显增加。有些单位的女士在怀二胎后发生胎停的竟占到了将近三分之一。前面《微中医》第 311 ~ 315 期，我用了 5 篇的篇幅，用了一个惊悚的题目"救救孩子"，详细讨论了这个问题，大家可以参考。

除去个别情况是男方的原因，不孕、胎停多数还是女方的功能失调，而女性不孕、胎停的基本原因，又在子宫。

子宫，中医称为"女子胞""胞宫"。还是称为子宫吧，大家都明白，就是孕育胎儿的地方，也是发生月经的地方。

虽然专业名词差不多，但如同其他的脏腑一样，中西医在对子宫的理解上还是有许多不同的。

"女子以血为本"。为什么呢？大家都知道，月经的基础是血，孕育胎儿也必须靠血。所以，血是子宫最重要的物资。而血的生成、运行又与心、肝、肺、脾、肾五脏有密切的关系，因此，子宫不是孤立地发生月经，孕育胎儿的。它的正常生理功能必须依赖五脏六腑正常的生理功能。反过来，子宫的各种不正常，也与五脏六腑有着密切的关系。

2016 年 11 月 13 日 20：49：51

微中医 *454*

病机（八十一）——脏腑病机：女子胞（2）

　　《红楼梦》第十回中，金陵十二钗之一的秦可卿，月经后期，身体羸瘦，气息奄奄，遍医无效，有的医生说是有喜了，冯紫英请了位饱学的张友士，诊过脉之后，娓娓道来，说这位奶奶竟是个"水亏木旺"的证候。

　　所谓"水亏木旺"，也就是肾精枯竭，肝火亢盛。肾精枯竭，好比水库里没水了，水渠里何来水流？肾精为何枯竭？是因为肝火亢盛。肝火亢盛，火盛伤阴，肾精由此而伤。肝火为何亢盛？因郁滞太过：上有个不正经的公公，整天对自己垂涎三尺，身边有个花花公子的老公，秦可卿出身卑微，哪个也不敢惹，只好自己憋闷在心里。日久了，郁而化火，火盛伤阴，就是这么个情况。

　　肝主藏血，也就是个水库。月经能如期而至，质、色、量正常，必须是这个水库里蓄水足，闸门开合自如，渠道通畅。大多的月经不调与肝有关，就是这个原理。

　　心主血，又主神志，这个和肝的功能有相同之处，二者是互相影响的。脾主统血，月经不调、女子胞功能异常，也与脾有重要的关系。

　　不论是心，还是肝、肾、脾，对于女子胞，第一是血，第二是气。血虚、血瘀、血热，气虚、气滞，都可直接或间接影响到子宫的生理功能。

　　2016 年 11 月 14 日 21：26：27

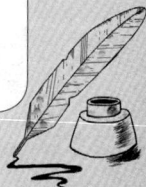

微中医 *455*

病机（八十二）——脏腑病机：女子胞（3）

秦可卿的"水亏火旺"，最终还是归结到气和血。"女子以血为本"，必须是血旺而且流通顺畅，才能完成月经和孕育胎儿的重任。好比水库里蓄水足足的，水闸通畅流利，开合自如，下面水渠通畅无阻碍，才能浇灌良田。

如秦可卿流，出身卑微且性格内向，来宁国府这么个大家族做个长子媳、长孙媳，必须能承上迎下，百般周全，也只有王熙凤这个"凤辣子"能做得来，能如鱼得水。

何况，身边还有个人面兽心的公公，还有个只知吃喝玩乐的贾蓉。她如何能不肝气郁结呢？如何能脾气舒展呢？如何能气血不亏呢？如何能不"水亏火旺"呢？既然"水亏火旺"了，如何能按时行经呢？这孱弱的身体，如何能耐受这般煎熬呢？还不归去，又能如何呢？

现代女性，如秦可卿者，非常少了。女性社会、家庭地位的提高，亦远非那时可比。然而，很多女性气还是不顺。或房不够大，或车不够好，或工作不够体面，或挣钱不够多，等等，许多不足，导致肝气依然不顺，肝气不顺，依然月经不调。

气，是一切的根本。

2016 年 11 月 15 日 21：32：54

微中医 *456*

病机（八十三）——脏腑病机：女子胞（4）

宫寒。这是大家都关心的一个题目，因为经常有病人来说，自己宫寒。

子宫位处下焦，阴气偏重，如我们在前面讨论三焦时说过的，下焦容易发生寒证。尤其是现代女性，夏日嗜食冷饮，衣着单薄，内有寒凉灌顶，外有冷风袭腹，焉得不"宫寒"？

宫寒亦有虚实。虚者，素体阳气虚弱，不能温煦，全身处于虚寒状态，女子胞自然也处于虚寒之中。实者，就如上面说到的，暴饮寒凉，衣着单薄，或涉水着雨，或冒露寒风，为寒邪侵袭，女子胞以血为本，血性喜温不喜寒，得温则畅，遇寒则凝，各种寒邪的侵袭，使女子胞如将熄之炉火，如冬日之河流，全无温热气息，尽是寒凉感觉，于是——"宫寒"。

不论虚实，只要阳气虚弱，不能温煦，都会使得女子胞血行迟滞，甚至凝滞不行，于是出现腹痛、经行加重或经前腹痛，经行后期，经来血色暗黑，甚至有大量血块。

我对来门诊看病的女孩，都恳切嘱咐，来例假时，一定"穿暖和，吃热乎"，正为此也。

2016 年 11 月 16 日 20：59：18

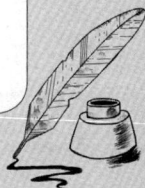

微中医 *457*

病机（八十四）——脏腑病机：女子胞（5）

胎停：胎停是个西医名词，是指在胎儿生长发育过程中，因某种因素胎儿停止发育而死亡，进一步自然流产的一种情况。在中医，应该属于滑胎。

在前面"救救孩子"的部分，对这个问题已经说了很多，今天讨论到"女子胞"，顺便再重复强调一下。

胎停的原因是非常复杂的，归结起来，主要有三方面：

第一，肾气虚弱。肾主生殖、生长、发育。这是根本，一个胎儿，从父母两精相合，开始发育，必须是在肾气的推动、温煦、滋养、固摄等多方面的作用下，逐渐发育长大。肾气虚弱，无法完成这个孕育的全过程，只好半途而废。按理，无论头胎还是二胎，女子的年龄大多在二十几岁到三十岁左右，应该是肾气最强的时候。但近期二胎政策放开后，出现了太多的胎停。除了饮食因素（食物添加剂、转基因食品）外，现在的年轻人性生活过度，婚前流产，损伤肾气，是个主要原因。

第二，气滞血瘀。胎儿形成，需要气血的滋养。如果气机郁滞，血行不畅，无法很好滋养胎儿，也会使胎儿得不到充足的气血供养，如同刚刚形成的瓜果，如果树下土地贫瘠，水肥缺乏，这个瓜果也无法长大成熟，而只能枯萎零落了。

第三，宫寒。原因如前，试想一只瘦骨嶙峋的老母鸡，在一个四处透风、寒气逼人的地方能孵出小鸡来吗？

2016 年 11 月 17 日 21：50：47

微中医 *458*

病机（八十五）

这个"病机"终于讨论结束了，从微中医 369 到 458，整整 90 篇，我自己都感觉有些过于唠叨了。

但是，还是有许多话说得很粗糙，讨论疾病的机理、发展变化的过程很简略。须知，这个病机是我们医生最需要不厌其烦弄明白的东西，因为，只有把疾病的发生、发展、变化过程弄清楚了，临床治疗才能有的放矢，才能精确用药。

在农作物中间总要生长出一些杂草，与庄稼争夺阳光、水肥。杂草不是我们想要的，怎么办呢？等它出生了，长大了，再去锄，去拔，去施百草枯，都是花钱费力的事。勤快的农民总是在杂草刚露头就去拔除它，又省时又省力。

对于喜欢养生，注重保健的人，如果只知道吃什么防什么病，吃什么治什么病，那还是比较低级的养生方法。只有好好把握这个疾病的发展、变化过程，在疾病之先早作预防，使身体没有生病的机会，使疾病消于无形，那才是最高明的养生方法。

这就是我们中医的"治未病"思想，也是后面要讨论的。

2016 年 11 月 18 日 22：13：59

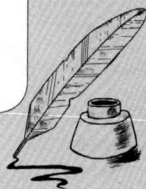

微中医 *459*

治未病（一）——把握先机，事半功倍

在讨论完"病机"，开始写《中医基础学》最后一章"防治原则"的时候，我有了一个重大发现：我们的《中医基础理论》从一开始就出现了一个重大疏漏。

第一章"绪论"中讲中医的基本特点，有两点，整体观念和辨证论治。所有学习中医的人也都知道这两个基本特点。当我用一年的时间重新学习《中医基础理论》，并把它写成《微中医》的时候，我发现中医的基本特点应该是三个而不是两个。多出来的一个是什么呢？

就是这个"治未病"思想。如果是一个单纯的治病医生，对于治未病，往往考虑不多，临床研究不多，这正如春秋名医扁鹊兄弟三个的故事一样。

扁鹊游历到魏国，魏文侯问他：听说你们兄弟三个都是医生，那谁的医术最高明呢？扁鹊回答说：大哥最高明，二哥次之，他自己医术最差。魏文侯又问：那为什么大家都叫你"神医"，全天下没有不知道你的名字的，而你的大哥二哥却没人知道呢？

扁鹊说：我大哥治病，是在人还没有感觉的时候，把病治好了；我二哥是在人刚有感觉的时候，把病治好了；我治病则是当病情到了很严重的时候，才治好一些。所以，人们都认为我大哥不会治病，二哥只会治小病，而我会治大病，所以我的名声最大。

　　事后控制不如事中控制，事中控制不如事前控制。事前控制，事半而功倍。我们中医以及中华文化是非常重视事前的控制和预防的，这就是"治未病"。所以，中医的基本特点应该还有第三点：治未病。而且，应该把它放在《中医基础理论》的显眼位置。

2016 年 11 月 21 日 20：06：56

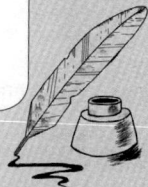

微中医 *460*

治未病（二）——未病先防（1）

中医治未病的思想，主要有两个方面，一个是未病先防，一个是既病防变。

首先是未病先防。《黄帝内经》中有一段著名的论述，也是治未病思想的滥觞："是故圣人不治已病治未病，不治已乱治未乱，此之谓也。夫病已成而后药之，乱已成而后治之，譬犹渴而穿井，斗而铸锥，不亦晚乎！"

上文的意思是，生病了才去吃药治疗，国家祸乱产生了才去治理，好比是渴了才去挖井取水，敌人就在面前了，才去打造兵器，不也太晚了吗！

在这段经文的前面，是这样一段经文："夫四时阴阳者，万物之根本也。所以圣人春夏养阳，秋冬养阴，以从其根，故与万物沉浮于生长之门。逆其根，则伐其本，坏其真矣。故四时阴阳者，万物之终始也，死生之本也，逆之则灾害生，从之则苛疾不起，是谓得道。"

就是这个"道"，是万物生长的根本。"道"是什么？许多人把一个本来简单明了的"道"用周易八卦、五行六气弄得玄而又玄，让一般人摸不着边际。

"道"，说白了，就是天冷了加衣，天热了减衣；饿了吃饭，渴了喝水；困了睡，醒了动。如此而已，也就是大家常常挂在嘴边的一句话"顺应自然"，何深奥之有？

2016 年 11 月 22 日 20：51：37

微中医 *461*

治未病（三）——未病先防（2）

治未病的第一要点是"顺应自然"，这是大家都知道的话，可是，让我们看看，我们的生活，有多少是"顺应自然"的？

天冷了加衣，天热了减衣。冷了加衣，是为了防止自然寒气伤身；热了减衣，可防止自然过于温热。现在好啊，冬有暖气，可以不加衣；夏有空调，可以不减衣。没有了夏热冬寒，我们的身体便不知冬夏，无论春秋了，随之，身体的抗病能力也因无用武之地而消减了。

虽说饿了吃饭，渴了喝水，看似简单。但我们现在的生活富裕了，有多少人真切地体会过饥饿的感觉？没有饿，只有饱，我们真的是吃得太饱了。过度的饮食摄入，体内过度的热量瘀滞。所以，有了三高，有了各种癌症。

困了睡，醒了动。古人强调"日出而作，日落而息"，这是顺从自然。我们的身体，秉受父母之精；我们的父母，又秉受他们的父母……几万年来，我们的先人，我们的父母的父母的父母，都是在这片土地上这样生活过来，我们的一呼一吸，都继承着先人的遗传，"日出而作，日落而息"，遗传里就固定了这些信息。可是，我们夜半不睡，日中方醒，与天地自然之气相悖，欲求无病，其可得乎？

这在《黄帝内经》中就有论述："今时之人不然也，以酒为浆，以妄为常，醉以入房，以欲竭其精，以耗散其真，不知持满，不时御神，务快其心，逆于生乐，起居无节，故半百而

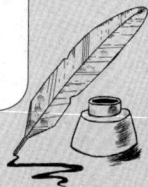

衰也。"

　　大家看看现在的很多人，真的是"故半百而衰也"。

2016 年 11 月 23 日 20∶58∶02

微中医 *462*

治未病（四）——未病先防（3）

治未病的第二点，是调畅情志。

俗话说"人活一口气"，这口气，是人的元气、精气、神气，是维持我们生命的基本动力。这个气，第一是要足，人有气，才能完成各种生理功能。婴幼儿时期，老年时期，大病之后，都是气不足的时候，有的是先天因素，有的是后天因素。除此之外，大多数情况下，人的气是充足的，是能够胜任各种生理功能的。

第二是气要顺。气顺，就是周身的气血流畅，就是我们的精神愉快，思维敏捷，动作有力。气不顺，则气血瘀滞，脏腑功能不能正常发挥，精神或亢奋，或郁闷；思维呆钝，动作迟滞。

要得气顺，人的精神是最重要的。大多长寿老人，都是精神愉快，性格乐观，不锱铢必较的人，凡事想得开，放得下，不为琐事终日烦恼。

我曾经在网上看到一位外国人给许许多多中国人偷拍了许许多多的面部照片。很遗憾的是，这些人在自然状态下的面部几乎没有笑容，都是那么忧心忡忡，那么急急匆匆，那么焦虑紧张。

工作、房子、薪金、位子、儿子，永远没有最好、最大、最多，所以人永远都在奔波。在奔波中，气是凝聚不畅的。气的长期凝聚不畅，会使血行随之不畅，然后是各种疾病的发生。

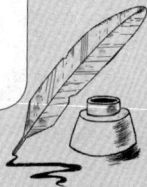

　　慢下来吧，找个周末，找个空闲，抬头看看蓝天白云，看看小河流水，看看小草发芽，看看蚂蚁上树。这个时候，我们的气是舒缓和畅的，随着舒缓和畅的气，周身的各种瘀滞都消散了。

　　还是《黄帝内经》说得好："虚邪贼风，避之有时，恬淡虚无，真气从之，精神内守，病安从来？是以志闲而少欲，心安而不惧，形劳而不倦，气从以顺，各从其欲，皆得所愿……所以能年皆度百岁而动作不衰者，以其德全不危也。"

　　延年益寿的关键，就在"德全不危"。

2016 年 11 月 24 日 21：03：04

微中医 *463*

治未病（五）——未病先防（4）

"德全不危"，是生命的绝对真理。

《庄子》说："执道者德全，德全者形全，形全者圣人之道也。"看来，这个德与我们现在常说的"道德"是完全不相同的两个概念，是与人的道德品质没有关联的。

执道，就是遵从"道"。"道"是什么？就是自然规律。也就是上面我们说的顺应自然。顺应自然了，就是执道，就是把"道"把握在手里了。

顺从自然，把握了"道"，就是"德"全，全，就是完备。德完备了，就"形全"。"形全"，就是身体健康。周身五脏功能完备，气血流畅，自然身体健康，身体健康，那就是圣人了。

可见这个圣人也不是那么难做。

难的还是这个"顺应自然"。顺应一年季节气候的变化，顺应一天晨昏昼夜的变化。精神情志舒展而自然，不是无欲无求，而是有所知止。

物竞天择，适者生存，这是自然界的根本法则。不竞不争，无欲无求，人类不可能走到今天。但我们每一个人的生命又是非常的短暂，一个人一生的需求又是非常的少。每天有温暖的阳光照射，有清新的空气呼吸，有适量的饮食入口，足矣。何以那么贪婪呢？

贪婪则气不顺，气不顺则形不全，形不全则德不备，德不备则寿不永。此自然之根本也。

2016 年 11 月 25 日 21：33：21

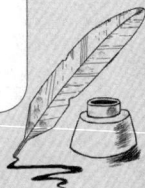

微中医 *464*

治未病（六）——未病先防（5）

未病先防的第三点，是阴平阳秘。

这四个字，需要一个字一个字地说。先说"阴"。这个阴，就是我们身体的阴气，是相对阳气来说的。阴气是物质，阳气是功能。

这个阴气，是物质，也就是我们这个血肉之躯，以五脏六腑为中心，通过经络，络属了五官九窍、四肢百骸的这个身体。

平，是平和，平均，是不减少，不增加，是上面说的"形全"。身体过度瘦弱，体重严重不足，就是阴虚，阴亏，阴不足；身体过度肥胖，体重严重超重，就是阴盛，阴有余。这都不是"平"。"人过四十，阴气自半"，是说人在四十岁之前，阳气旺盛，生成阴气的能力强大，所以，身体的阴气自出生至四十岁前，是增加的；四十岁之后，阳气开始衰减，生成阴气的能力降低，反过来，反而会消耗身体阴气而化生阳气，以补充不足的阳气，所以，阴气就会越来越不足，也就是阴气慢慢减弱到一半的程度了。但不论是年轻时的盛还是四十岁后的衰，都要维持在一个相对稳定的状态，这就是"平"。

阳，是阳气，是我们这个血肉之躯产生的各种功能，如精神、思维、语言、运动、各种工作，等等。

秘，是固密，是坚强。固密是坚固而周密，是坚强有力。但阴平阳秘是用了"秘"，这个秘，除了坚强周密有力的意思之外，还有个"私密""秘密"的含义，就是说对阳气要当宝贝一样的私藏，不可轻易示人。人的各种功能活动是必需的，但不可过度，不可轻耗。这就是"秘"。

2016 年 11 月 27 日 21：25：10

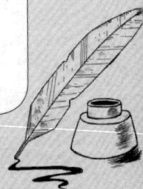

治未病（七）——未病先防（6）

阴平阳秘的结局是：精神乃治。

前面我们讨论的顺应自然，调畅情志，最后的目的只有一个，就是希求达到"阴平阳秘"，然后"精神乃治"。

所有的疾病都是阴阳的失衡，或偏胜，或偏虚。阴阳失衡，使身体处于不稳定状态，我们的身体自身会去努力求稳，恢复正常的平衡。但当失衡的程度超出了自稳能力，本身无力恢复平衡了，就是疾病。

若要不病，必须"阴平阳秘"，我们顺应自然，调畅情志，平衡阴阳，都是为了这个"阴平阳秘"，阴气平和、平均，不缺乏，不过剩；阳气固密、稳健，不啬用，不滥用，就是"精神乃治"。这样一来，我们的身体、精神、思维、意志就能达到"治"的佳境——平和，调理，上下表里内外通顺谐和，何病之有？

这就是"治未病"。

还是以《黄帝内经》的经文做个小结："法于阴阳，和于术数，食饮有节，起居有常，不妄作劳，故能形与神俱，而尽终其天年，度百岁乃去。"这个很难吗？真的不难，可是就是有人做不到，就算在黄帝与岐伯的时候，也有人做不到，所以，岐伯在跟黄帝说了上面一段话后，接着叹了一口气说："今时之人不然也，以酒为浆，以妄为常，以耗散其真，不知持满，不时御神，务快其心，逆于生乐，起居无节，故半百而衰也。"唉，如此"作"，欲其不病，也难。

2016 年 11 月 28 日 21：23：58

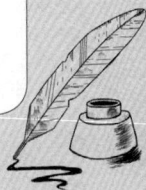

微中医 *466*

治未病（八）——既病防变（1）

人之一生，绝对的阴阳平均是暂时的，甚至是没有的。从出生至青年，阳气旺盛，发育迅速，是阳胜阴长；青年、中年时期，是大致的阴阳平均时期，阳气尚旺，阴气不增亦不亏；中年以后，阳气渐虚，阴气亦衰。

所以，不病或未病是暂时的，是理想状态，而既病、已病是长期的，是现实状态。

前面说过，我们的身体在一般的阴阳偏胜偏衰状态时，都有极强的自稳能力，只有当阴阳过度偏胜偏衰，或者是时间太长，身体不能自行调节时，才是疾病。即使是在婴幼儿、青壮年时期，虽然阳旺阴长，但也有可能出现自稳不利，发生疾病。

未病先防，是指通过人对自然的顺应，自我精神的调畅，努力去做到阴阳的平和，去协助自身的自稳能力，不使阴阳发生偏颇。但这是在一定范围内的事，很多时候，阴阳已经过度偏颇，难以自稳了。

虽然难以自稳，还是要尽力避免不稳的进一步发展。比如，不小心被刀剑损伤了，要注意邪风的入侵；受寒感冒了，要注意避免寒邪化热入里；生气气滞了，要防血瘀；阳虚防内寒，阴虚防内热……

《黄帝内经》说："故邪风之至，疾如风雨，故善治者治皮毛，其次治皮肤，其次治筋脉，其次治六腑，其次治五藏。治五藏者，半死半生矣。"皮毛、皮肤、筋脉、六腑、五藏，层层深入，层层病情加重，层层难治。

2016 年 11 月 29 日 21：39：58

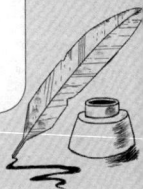

微中医 *467*

治未病（九）——既病防变（2）

上文的意思是，邪风在皮毛，一碗热白开水即可；在皮肤，一碗姜汤就行；在筋脉，则需要发散风邪的中药了，也还容易；在六腑，可吐，可下，可汗，治疗还是简单的；在五脏，半生半死，很麻烦。即使病治好了，也是伤筋动骨，败坏五脏。

可见治病宜早。治病早，须得诊断早。普通的感受风寒，多数人都会自我诊断，但对于复杂的内伤疾病，就需要专业人士的指导。

现在各地医院都有了专门的体检中心，我们大多数的人也都能自觉地每年做一次健康体检。可喜可贺啊，体检结果在手，全部指标正常，带给你的是一份喜悦，几百块钱，值！比花几百上千元买件衣服，值多了；如果有些地方不正常，也是可喜可贺的事情，因为你发现了异常，医生给出了预防或治疗的方法，可能花很少的钱甚至不花钱也就调整过来了；万一查出的是癌症，依然是可喜可贺的！因为这个时候的癌症，大多是容易治疗的，许多早期的肺癌、肝癌、肠癌、胃癌，用手术都能完全治愈，难道不是件好事吗？比晚期扩散，治疗无术，也强多了。

一棵刚发芽的小树苗，要除掉它，虽婴幼可为也；如果长成大树了，要除掉它，则非专业人士不行了，也许一个人还不行。就算伐倒了，还有一个偌大的坑，还有遍地狼藉的枝叶。大家想想，如果这棵大树是我们身体内的一种疾病呢？

2016 年 11 月 30 日 20：40：45

微中医 *468*

治未病（十）——既病防变（3）

小树苗，从种子发芽开始，到长成一棵大树，是一个巨大的变化。一个病，从开始形成到变成大病，甚至是索命的病，期间也有复杂而漫长的变化。

树，我们希望它长大成材；病，我们希望它消灭在萌芽状态。绝大多数的疾病，都有从萌芽发展为大病的过程，在这个过程中，任何一个阶段也都存在向下一步发展的可能，同时，也都存在恢复的可能。"既病防变"，就是要提前预期向下发展的方向、部位而做出预防，阻止疾病的发展。

《三国演义》里马谡失街亭后，诸葛亮即为自己用人不察而痛悔，同时又在忙乱中冷静思考，自己无兵可用，司马懿大兵将至，若携残兵败将狼狈而逃，只会被魏兵追得丢盔弃甲，于是，他大胆布局，用空城计吓跑了多疑的司马懿，为自己从容撤兵争取了宝贵时间。

《难经·七十二难》："上工治未病，中工治已病者，何谓也？然：所谓治未病者，见肝之病，则知肝当传之于脾，故先实其脾气，无令得受肝之邪。故曰治未病焉。中工者，见肝之病，不晓相传，但一心治肝，故曰治已病也。"上工防微杜渐，防患于未然，果然上工；中工头痛医头脚痛医脚，自然中工。

上工，中工，区别在有预见，知进退。

2016 年 12 月 1 日 21：18：24

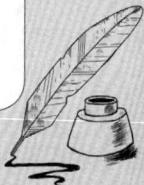

微中医 *469*

治则（一）——根本原则

《中医基础理论》的最后一章是"防治原则"，上面我们重点讨论了预防，又特别强调了"治未病"，这是"防"，还有一个"治"，而"治"的原则就是"治则"。

治则是全部诊疗过程中的重要一环。它是前面诊断的结论，有正确的诊断，才能确定正确的治则。它又是后面用药（方、法）的原则。治则正确，方、法才会正确，精准。

八年抗战，头三四年，敌强我弱，我们只能防守；中间几年，敌我势力相当，可以找机会打击敌人；后几年，敌弱我强，应该大反攻。这就是一个原则，也是治疗日寇入侵这个大病的治则。

治则下面是治法。只有有了好的治则，才能产生好的治法。日寇当年入侵，来势汹汹，被吓趴下当汉奸的有之，逃跑到国外的有之，凭一时血气之勇抗御者有之。这些都是没有好的原则，所以就没有好的方法。

治病必须有准确的治则。作为普通人，了解治则，无论是在配合医生的治疗还是在日常的保健中，都是有重要意义的。

2016 年 12 月 2 日 21：51：37

微中医*470*

治则（二）——治病求本

治病求本，是治疗所有疾病的一个根本法则。"本"是什么？是疾病发生的根本原因。

有句俗话说：浇花要浇根，交人要交心。一棵花，缺水了，枝叶枯萎，如果只是在叶面上洒一点水，当时看着水灵了些，一会又蔫了。如果从根上浇水，很快整个植株就葳蕤起来，生机勃勃的了。和一个人相交，性格相投，志趣相同，这是君子之交，会很长久，如果是利益关系，利尽则散。

养生、治病，也是如此。需要从根本去着手。养生的根本，是顺从自然，是尊重生命，生老病死，是自然规律，尊重这个规律，在相应的时间享受相应的生命，就是求本。

治病的根本，是调整阴阳，补偏救弊，以平为期。而这个"平"，是随着人的不同年龄、不同时期、不同病证而不同的。感冒了，邪气盛，正气不衰，祛邪即是"平"；盛年，恣意妄为，出现"三高"，腰膝酸软，口臭，失眠等，节欲、运动、息念，即是"平"；年老了，发脱齿摇，动作迟缓，健忘失眠等，是每一位老人的必然，明理，感恩，知足，顺应，就是"平"。

只有这个"平"，才是治疗所有疾病的根本，也是健康的根本。

2016 年 12 月 3 日

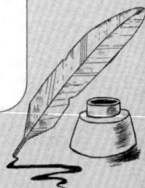

微中医*471*

治则（三）——扶正与祛邪（1）

正，是人体正气，是我们身体的阴阳气血；邪，是邪气，是各种导致我们身体发生疾病的致病因素。病因中有外因，风寒暑湿燥火。有内因，七情太过不及，痰湿，瘀血等。

任何疾病的发生，都与正气和邪气有不可分割的关系。正气强大，邪气不能入侵，是"正气存内，邪不可干"；邪气强盛，正气虚弱，是"邪之所凑，其气必虚"。这是个辩证的问题，不可绝对。正气无论如何强大，总有不可抵御的外邪，如过于强烈的气候变化、意外的水火伤害、刀枪伤害；邪气无论强弱，总有"中枪躺倒"的人，如一般的气候变化，有的人感冒，有的人不感冒，如强烈的传染病，挨家阖户，互相染易，但也总有不病的。

所以，我们治病，强调扶正，也重视祛邪。金元时期名医张从正，擅长祛邪，创"汗吐下"尽治诸病法，认为"邪去正自安"。同时期的李东垣、朱震亨则强调扶正，"正强邪自退"。其实，这都是各有侧重，但也各有局限。

疾病加身，在医生，当先辨正邪力量对比。上面说到的抗日战争的三个阶段，就是对正邪双方力量的一个正确把握。身体强壮的人感冒了，自然是祛邪为主，发汗透表；如果是一个体质很虚弱的人呢？可能汗发出来了，邪气也发散出去了，但正气也很有可能随汗出而消耗，即使感冒好了，人也会极度虚弱，甚至没了。

一个癌症患者，邪气自然是强大的，针对这个邪气，有手术、化疗、放疗等各种祛邪的方法，如果是体质强壮的人，可能承受得了，即使当时受了打击，但还能恢复过来，比如手术后、化疗后能够恢复的病人；但如果是体质差的人，很有可能在治疗过程中，正气伤损严重，邪气祛除了，正气也没了，甚至，邪气没有祛除，而正气先没了。

归结到一句俗语："留得青山在，不愁没柴烧。"

2016 年 12 月 6 日 21：30：24

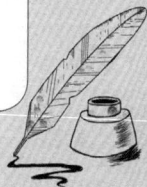

微中医 *472*

治则（四）——扶正与祛邪（2）

"留得青山在，不愁没柴烧"，只要青山长存，草会生长的，树会生长的，有草有树，就会有柴。

治病亦是如此。有正气在，无论邪气多么猖獗，总有翻盘的机会；正气没有了，则一点点翻盘的机会也不存在。因为要翻盘，就是正气压倒邪气，要压倒邪气，必须使正气有生长、壮大的机会。

在治疗疾病的过程中，扶正和祛邪的运用，需要根据病人正气和邪气的力量对比，去决定是扶正还是祛邪，还是扶正、祛邪兼施，或扶正为主，或祛邪为主。

正气不虚，邪气盛的时候，以祛邪为主。比如常人感冒，卒受风寒邪气，正气被邪气困束，就要发散风寒，邪去则正安；正气虚，邪气盛，须得扶正祛邪兼施。正气不强，无力抗邪；邪气不去，正气难复。比如普通的慢性病人，一个慢性肝病，久病正气必虚，而邪气又盛，就要既扶正，用健脾益肝，理气养血以扶正，又要祛湿、化瘀、解毒并用，以祛邪气。

如果是正气虚，邪气亦衰弱，如老年久病，体质羸弱，就以扶正为主，待正气强盛，邪气易除。

扶正和祛邪，是医生的左膀右臂。开车的时候，许多人习惯一手扶方向盘，这在视野开阔、道路畅通的时候尚可，但前面稍有异常，人们都会不自主地双手紧握方向盘，因为，双手比单手的稳定性强许多。

2016 年 12 月 7 日 21：02：25

微中医 473

治则（五）——调整阴阳

阴阳失调是一切疾病的根源。虽然，我们身体的阴阳总是在不断运动变化着，但都维持在一定的范围内，在一定的范围内做着动态的平衡，平衡中的变化。当外界的或内在的某种因素导致阴阳的平衡被破坏，而不能自我调整到正常状态的时候，就是疾病。

阴阳失衡，无非阴阳的偏盛偏衰。所以，作为治疗疾病的大法，也就是恢复阴阳的平衡，《黄帝内经》中一句话可以概尽："谨察阴阳所在而调之，以平为期。"

偏胜，分为阳偏盛或阴偏盛。盛，即有余，有余者损之。一个家庭，大男子主义盛行，阴气必然被抑制，这就需要奉行大男子主义者削其锋芒，对内怀柔，使阴气舒展，才能有家庭的温馨；若是阴盛阳衰，则阴者须顾护阳气，使其阳刚不为阴霾遮蔽，才能让阳气张扬，立门顶户，家有个家的样子。

偏衰，也分为阳偏衰或阴偏衰。衰，即不足，不足者益之。阳衰则无温煦，乏动力，一家的日子死气沉沉。在身体则表现为痰湿、瘀血、水饮壅盛；阴衰则无滋润，无涵养，一家的日子贫苦艰难。在身体则表现为烦躁、失眠、形瘦、盗汗。

盛衰即不平。平之之法，《黄帝内经》说："其高者，因而越之；其下者，引而竭之；中满者，泻之于内；其有邪者，渍之以为汗；其在皮者，汗而发之；其剽悍者，按而收之；其实者，散而泻之。审其阴阳，以别柔刚，阳病治阴，阴病治阳，

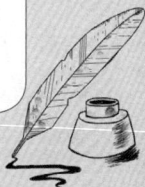

定其血气，各守其乡。"这是治病大法，最后的目的是"各守其乡"，阴阳各按本分，无盛无衰。要之，还是一个"平"字。

2016 年 12 月 8 日 21：24：39

微中医 *474*

治则（六）——调整脏腑

我们身体内部的病痛，基本都会牵涉到脏腑，有的是几个脏腑，有的是单一的某个脏腑。但凡内部的病痛，几乎都与内在的脏腑相关。

从开始的脏腑理论到病因、病机，直到现在的治则，我们一直在反复强调人体的整体性，生理上的互相依赖，病理上的互相影响，最终疾病都要落实到脏腑上来。因此，调整脏腑的治则，是从治病求本、扶正祛邪、调整阴阳入手，是追根求源，从源流上去寻找解决问题的方法。

因此，调整脏腑，是治疗疾病的一种责任落实到位的原则。调整阴阳，是个原则，但是有点宽泛，而调整脏腑，则是落实到人了。

例如，某处发生了事故，伤亡多人，惊动中央。中央向省问责，省向市问责，市向县问责，县里就要问到单位，单位到车间，到班组，最后，找到具体的一个人或几个人，就是这一个人或几个人，操作失误，酿成大祸。这就是一个从高到低，从原则到具体的过程。

2016 年 12 月 9 日 21：30：17

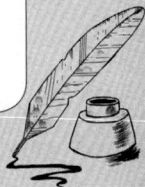

微中医 475

治则（七）——调整气血

人之一身，无非气血。五脏六腑、四肢百骸、五官九窍，皆以气血为用。

"气为血之帅，血为气之母"，气血互根，互用，互生。气充血旺，是身体各种机能正常的基本保障。如果气血失和，则脏腑功能减退，五官失灵，肢体痿废。

气虚推动无力，摄控虚馁，则血行迟滞而瘀，或失控而发生各种出血，或气虚不能生血而血虚；气滞则血行不畅而瘀；气逆则血随之而逆，或吐血，或咳血，或脑溢血；气有余则化火，火盛迫血妄行而泛溢，多见肌衄、鼻衄、咳血、吐血、二便出血，女子则经行量多。

血能载气，血能化气。血虚则气行无力，或不能化气而气虚；血瘀则气滞，或癥瘕，或积聚。

气血均为流动不居，贵在通畅不滞。虚则补之，实则泻之，补虚泻实，都以通畅为要。在前面我们讨论气血生理的时候，曾把气比作家里的钱，血比作家里的物。钱、物亦是贵在流通，瘀滞则化生邪恶。

2016 年 12 月 12 日 21：24：10

微中医 *476*

治则（八）——三因制宜（1）

三因制宜，是因时、因地、因人制宜。我们在判断、治疗疾病的时候，要根据季节气候、地区差异、个人体质、年龄、性别等的不同而对疾病做出正确的判断和治疗方案。

对某一种疾病，单纯从一种临床表现或一个致病因素看，无论冬夏，无论南北，也无论男女，好像是区别不大的，但实际上区别是很大的。

因时制宜：这个时，主要是一年春夏秋冬的不同。一年四季，春温夏热秋凉冬寒，相应的自然界各种生命，包括我们人类，也就顺应自然，有了春生夏长，秋收冬藏。疾病在不同的季节是有不同的变化的，同样一个高血压，在春夏，阳气升发时，宜顺其升发之性，舒畅情志，用药以疏肝柔肝、理气活血为主；若在秋冬，阴气隆盛时，宜顺其收敛之性，情志稳定，用药以补肾养肝、滋阴降火为主。

春夏升发，人身阳气浮散，用药不宜过于发散；秋冬闭藏，人身阳气内敛，用药不宜过于滋腻，此其常也。《黄帝内经》上说"用寒远寒，用凉远凉，用温远温，用热远热，食宜同法"，就是说的这个意思，饮食也是如此，春夏宜温和，秋冬宜凉润。顺其性也。

2016 年 12 月 13 日 21：56：09

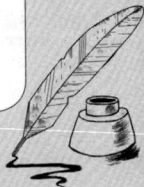

微中医 477

治则（九）——三因制宜（2）

因地制宜：在《黄帝内经》的第十二篇，"异法方宜论"整个一篇都是讨论的因地制宜，并且，这篇经文还是一篇非常优美的散文。篇幅有点长，在这里我不原文照抄了，说个大体意思。

开篇黄帝问岐伯：医生治病，有时候一种病而治疗的方法不相同，最后都好了，什么原因呢？

岐伯回答说，"地势使然也"，意思是"这是因为地势不同的原因啊"。古代中国人不知欧亚非，不知地球圆，只以自己生活的黄河、长江流域为中心，南不过江浙，北不过吉辽，东至东海，西至满蒙，大约是这样。就是这个方域之内，南北风气不同，东西寒温各异。

南方湿而北方寒，西方刚而东方柔。就是这些不同，形成不同的体质，不同的体质就有病相同而治不同，或病不同而治相同。

这是显而易见的。我们国家虽是地大物博，但在现在的互联网时代，人们的目光已经越过地球，投向太空了。然而，在我国，南北的不同，东西的各异，还是没有变化的，南北不同地域的人的体质还是不一样，治疗也就各不相同。比如感冒用麻黄，南方人用 3～5 克就会大汗淋漓，而北方人用至十几克也不为所动。这类例子太多了，不再多举。

最后，岐伯感叹说："故圣人杂合以治，各得其所宜，故治所以异而病皆愈者，得病之情，知治之大体也。"

这就是因地制宜。

2016 年 12 月 14 日 21：32：24

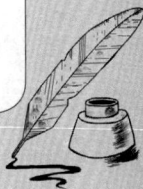

微中医 *478*

治则（十）——三因制宜（3）

因人制宜：三因制宜是个综合考虑的治则，最后要落实到人，也就是这个因人制宜。

比如高血压。我们中医调治高血压，春天和夏天不同，夏天又和秋冬不同；南方人和北方人不同，男人和女人不同；高和矮不同，胖和瘦不同。这里面有时不同，有地不同，也有人不同。没有一个方子是放之四海而皆准的。必须因人制宜。

前些日子我在门诊上遇到一位病人，60岁的中年女性。轮到她之后，她先拿出一大摞病历资料，告诉我她都去什么地方做过什么检查，然后，愤愤然地说起来：她去某某医院，做了许多检查，有位医生看了报告单，却说她没病，气得她当时就和那位医生吵了起来，"我没病跑你们这里干什么？给你们送钱来了？我这么多的不舒服，你却说我没病？你会看病吗？"如此等等。我等她发泄完，耐心看了她的各种检查报告单，然后告诉她，从这些检查看，你是没病，但你的不舒服也是真的，有病，但不严重，不过这些检查还没达到能检验出你这些病的水平。

这种情况是经常遇到的。这就是看病不看人和看人也看病的不同。

2016年12月15日 21∶28∶46

微中医 *479*

治则（十一）——三因制宜（4）

因人制宜，具体地说，是要根据每个病人的年龄、性别、体质的不同而在治疗中有不同的区别。

年龄差异：婴幼儿生机勃勃，脏气清灵，一切都在生长中，得病后变化快，对药物敏感；老年人脏气郁滞，得病后发展慢，所以用药时必须注意年龄的因素。

性别差异：除了男女特有的一些疾病外，男性阳刚，女性阴柔，这个特点决定了疾病的不同发展趋向，也就决定了治疗的不同原则。

体质差异：体质是每个人的先天和后天因素结合而成的，每个人有每个人不同的体质。而这个体质，又和人的性格有着重要的关系。

性格决定了一个人的体质，体质决定了一个人容易得什么样的疾病。这是治病求本的一个重要方面。今天上午一位同学过来聊天，说到有位警察有极好的读人术，能够从和他人简单的交谈中，加上观察人的动作、面部表情的变化，很快而且准确地判断他人有没有说谎。他让别人在手里藏一个小物件，从交谈中能准确判定东西在哪只手里。

神乎其技矣！这位警察如果做了医生，将是华佗再世，扁鹊复生。

《微中医》第二辑《基础理论论中医》至此结束了。做医生三十多年，再这样细致地学习基础理论，刚开始，我感到有些

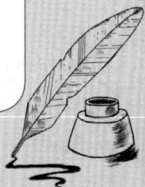

浪费时间和精力，但是，越写越发现，对于基础理论的重新学习是非常必要的。这是一个由博返约，螺旋式上升的过程，写《微中医》，其实收益最大的还是我自己。

非常感谢大家一年里的陪伴，一年里的支持！明年的《微中医》，将会更精彩！

2016 年 12 月 17 日 20：41：56